日本消化器病学会
慢性膵炎診療ガイドライン 2021（改訂第 3 版）

Evidence-based Clinical Practice Guidelines for Chronic Pancreatitis 2021（3rd Edition）

日本消化器病学会慢性膵炎診療ガイドライン作成・評価委員会は，慢性膵炎診療ガイドラインの内容については責任を負うが，実際の臨床行為の結果については各担当医が負うべきである．

慢性膵炎診療ガイドラインの内容は，一般論として臨床現場の意思決定を支援するものであり，医療訴訟等の資料となるものではない．

慢性膵炎
診療ガイドライン
2021

改訂第3版

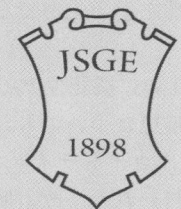

編集
日本消化器病学会

協力学会
日本膵臓学会

刊行にあたって

　日本消化器病学会は，2005年に跡見裕理事長（当時）の発議によって，Evidence-Based Medicine（EBM）の手法にそったガイドラインの作成を行うことを決定し，3年余をかけて消化器6疾患（胃食道逆流症（GERD），消化性潰瘍，肝硬変，クローン病，胆石症，慢性膵炎）のガイドライン（第一次ガイドライン）を上梓した．ガイドライン委員会を積み重ね，文献検索範囲，文献採用基準，エビデンスレベル，推奨グレードなどEBM手法の統一性についての合意と，クリニカルクエスチョン（CQ）の設定など，基本的な枠組み設定のもと作成が行われた．ガイドライン作成における利益相反（Conflict of Interest：COI）を重要視し，EBM専門家から提案された基準に基づいてガイドライン委員のCOIを公開している．菅野健太郎理事長（当時）のリーダーシップのもとに学会をあげての事業として継続されたガイドライン作成は，先進的な取り組みであり，わが国の消化器診療の方向性を学会主導で示したものとして大きな価値があったと評価される．

　第一次ガイドラインに次いで，2014年に機能性ディスペプシア（FD），過敏性腸症候群（IBS），大腸ポリープ，NAFLD/NASHの4疾患についても，診療ガイドライン（第二次ガイドライン）を刊行した．この2014年には，第一次ガイドラインも作成後5年が経過するため，先行6疾患のガイドラインの改訂作業も併せて行われた．改訂版では第二次ガイドライン作成と同様，国際的主流となっているGRADE（The Grading of Recommendations Assessment, Development and Evaluation）システムを取り入れている．

　そして，2019〜2021年には本学会の10ガイドラインが刊行後5年を超えることになるため，下瀬川徹理事長（当時）のもと，医学・医療の進歩を取り入れてこれら全てを改訂することとした．2017年8月の第1回ガイドライン委員会においては，10ガイドラインの改訂を決定するとともに，近年，治療法に進歩の認められる「慢性便秘症」も加え，合計11のガイドラインを本学会として発刊することとした．また，各ガイドラインのCQの数は20〜30程度とすること，CQのうち「すでに結論が明らかなもの」はbackground knowledgeとすること，「エビデンスが存在せず，今後の研究課題であるもの」はfuture research question（FRQ）とすることも確認された．

　2018年7月の同年第1回ガイドライン委員会において，11のガイドラインのうち，肝疾患を扱う肝硬変，NAFLD/NASHの2つについては日本肝臓学会との合同ガイドラインとして改訂することが承認された．前版ではいずれも日本肝臓学会は協力学会として発刊されたが，両学会合同であることが，よりエビデンスと信頼を強めるということで両学会にて合意されたものである．また，COI開示については，利益相反委員会が定める方針に基づき厳密に行うことも確認された．同年10月の委員会追補ではbackground knowledgeはbackground question（BQ）に名称変更し，BQ・CQ・FRQと3つのQuestion形式にすることが決められた．

　刊行間近の2019〜2020年には，日本医学会のガイドライン委員会COIに関する規定が改定されたのに伴い，本学会においても規定改定を行い，さらに厳密なCOI管理を行うこととした．また，これまでのガイドライン委員会が各ガイドライン作成委員長の集まりであったことを改め，ガイドライン統括委員会も組織された．これも，社会から信頼されるガイドラインを公表するために必須の変革であったと考える．

　最新のエビデンスを網羅した今回の改訂版は，前版に比べて内容的により充実し，記載の精度も高まっている．必ずや，わが国，そして世界の消化器病の臨床において大きな役割を果たすものと考えている．

　最後に，ガイドライン委員会担当理事として多大なご尽力をいただいた榎本信幸理事，佐々木裕利益相反担当理事，研究推進室長である三輪洋人副理事長，ならびに多くの時間と労力を惜しまず改訂作業を遂行された作成委員会ならびに評価委員会の諸先生，刊行にあたり丁寧なご支援をいただいた南江堂出版部の皆様に心より御礼を申し上げたい．

2021 年 11 月

日本消化器病学会理事長
小池　和彦

統括委員会一覧

委員長	渡辺　純夫	順天堂大学消化器内科
委員	島田　光生	徳島大学消化器・移植外科
	福田　眞作	弘前大学消化器血液内科学
	田妻　進	JA 尾道総合病院
	宮島　哲也	梶谷綜合法律事務所

ガイドライン作成協力

作成方法論	吉田　雅博	国際医療福祉大学市川病院人工透析・一般外科
文献検索	山口直比古	日本医学図書館協会（聖隷佐倉市民病院図書室）

慢性膵炎診療ガイドライン委員会一覧

協力学会：日本膵臓学会

作成委員会

委員長	伊藤　鉄英	福岡山王病院膵臓内科・神経内分泌腫瘍センター
副委員長	清水　京子	東京女子医科大学消化器内科
委員	入澤　篤志	獨協医科大学内科学（消化器）講座
	大塚　隆生	鹿児島大学消化器・乳腺甲状腺外科
	大原　弘隆	名古屋市立大学医学部附属西部医療センター
	菅野　敦	自治医科大学消化器肝臓内科
	木田　光広	北里大学消化器内科学
	阪上　順一	市立福知山市民病院消化器内科
	佐田　尚宏	自治医科大学消化器一般移植外科
	竹山　宜典	近畿大学外科・肝胆膵部門
	田原　純子	東京女子医科大学消化器内科
	廣田　衛久	東北医科薬科大学内科学第二（消化器内科）
	藤森　尚	九州大学病態制御内科学
	正宗　淳	東北大学消化器内科

評価委員会

委員長	下瀬川　徹	みやぎ県南中核病院企業団
副委員長	杉山　政則	東京労災病院
委員	石黒　洋	名古屋大学総合保健体育科学センター
	岡崎　和一	関西医科大学香里病院
	神澤　輝実	がん・感染症センター都立駒込病院
	宮川　宏之	JA北海道厚生連札幌厚生病院消化器内科（胆膵内科）
オブザーバー	片岡　慶正	市立大津市民病院

作成協力者

植田圭二郎	福岡山王病院膵臓内科・神経内分泌腫瘍センター
大野　隆真	九州大学病態制御内科学
亀井　敬子	近畿大学外科・肝胆膵部門
菊田　和宏	東北大学消化器内科
小山　友季	京都府立医科大学消化器内科
澤井　裕貴	京都府立医科大学消化器内科
十亀　義生	京都府立医科大学消化器内科
提中　克幸	京都府立医科大学消化器内科
髙田　智規	京都府立医科大学消化器内科
高松　悠	九州大学病態制御内科学
滝川　哲也	東北大学消化器内科
竹野　歩	九州大学病態制御内科学
竹村　圭祐	京都府立医科大学消化器内科
寺松　克人	九州大学病態制御内科学
能登原憲司	倉敷中央病院病理診断科
濱田　晋	東北大学消化器内科
林　香月	名古屋市立大学消化器・代謝内科学
松本　一秀	九州大学病態制御内科学
三宅　隼人	京都府立医科大学消化器内科
保田　宏明	京都府立医科大学消化器内科
山宮　知	獨協医科大学内科学（消化器）講座

慢性膵炎診療ガイドライン作成の手順

1. 改訂の目的

慢性膵炎診療ガイドラインは 2009 年 10 月 25 日に初版，2015 年 5 月 5 日に改訂第 2 版が日本膵臓学会の協力のもと作成された．初版の慢性膵炎診療ガイドラインは 2001 年に日本膵臓学会が作成した慢性膵炎臨床診断基準に基づいて作成されたが，初版が発刊された 2009 年には，新たな疾患概念である早期慢性膵炎の診断基準を含む慢性膵炎臨床診断基準の改訂が行われた．改訂第 2 版では新規に高力価膵消化酵素薬（パンクレリパーゼ）が登場したのをはじめに，有疼痛の患者に成分栄養剤（ED）の有効性，糖尿病に対して新規インクレチン関連薬などの登場，さらに ESWL および膵管ステントの保険適用など多くの新たな動向があった．今回，改訂第 3 版を発刊するにあたり，改訂第 2 版以降の新たに集積されたエビデンスの分析を行い，さらに 2019 年に改訂された慢性膵炎診断基準 2019 に基づいた up-date が必要となった．新たな診断基準では，慢性膵炎は感受性要因に何らかの膵障害が加わり進行していくという mechanistic definition の概念が取り入れられた．つまり，進行した慢性膵炎の病理像や臨床像のみに着目するのではなく，慢性膵炎を機械論的に理解・定義し，そこにいたるまでの病的過程に注目することが，その早期診断に重要とされた．さらに，最新の慢性膵炎の疫学情報および慢性膵炎に対する最新の内科的・外科的治療，生活習慣および栄養療法，予後についても up-date を加えた．以上，今日の慢性膵炎診療現場に有用な情報および方針決定の補助となる改訂ガイドラインを提供することを目的として改訂作業を行った．

2. 改訂ガイドライン作成の実際

1）診療ガイドライン改訂委員会の設立

日本消化器病学会ガイドライン委員会の慢性膵炎診療ガイドライン改訂の実施決定に従い，慢性膵炎診療ガイドライン作成委員会，評価委員会を立ち上げた．

2）作成方法

改訂第 2 版では GRADE システムの考え方を参考に作成されたが，今回は Minds 診療ガイドライン作成マニュアルに従って改訂を行った．文献検索期間は 1983 年〜2019 年 12 月として作業を開始した．そして，最新文献を含め可能な限り網羅性を高めるため，検索期間外の文献も必要に応じ検索期間外であることを明示しつつ追加した．引用の候補となった文献については構造化抄録を作成し内容を整理し，引用の要否，エビデンスレベルを検討，決定した．また，今版よりクエスチョンを臨床上の疑問を CQ（Clinical Question），BQ（Background Question），FRQ（Future Research Question）に分けて記載した．CQ ではエビデンスレベルと推奨の強さを提示した．CQ および FRQ の文献検索は日本医学図書館協会にて系統的検索を行い，BQ の文献検索は各作成委員によりハンドサーチを行った．

改訂の基本姿勢として，初版の内容を尊重しつつ，問題点および課題を整理し CQ の見直し，削除と追加を行うこととした．さらに，初版以降のエビデンスを収集し，新しい治療法についても言及するよう努めた．

2019 年 4 月 30 日に第 1 回の作成委員会を開催し，以後，第 2 回（2019/11/22），第 3 回

（2020/11/09），第4回（2021/02/02），第5回（2021/03/30）を開催した．その後，日本消化器病学会ホームページ上でパブリックコメント（2021/7/5～7/19）を募集し，多くの意見に対して小委員会を開催し修正を行った．

3）今後の改訂

本ガイドラインは，新たなエビデンスの出現，新しい治療薬や治療法の出現，日常診療の変化に合わせて4～5年毎に改訂を行う予定である．また，特に重要な変更が必要な内容については，Annual Review版として日本消化器病学会のホームページ上でアナウンスする予定である．

3. 使用法

本ガイドラインは，慢性膵炎の診断，治療，予後に関する一般的な内容を記載したもので，臨床現場での意志決定を支援するものである．日本消化器病学会慢性膵炎診療ガイドライン作成・評価委員会のコンセンサスに基づいて作成し，記述内容については責任を負うが，個々の治療結果についての責任は治療担当医に帰属すべきもので，日本消化器病学会および本ガイドライン作成・評価委員会は責任を負わない．また，本ガイドラインの内容は，医療訴訟などの資料となるものではない．

2021年11月

日本消化器病学会慢性膵炎診療ガイドライン作成委員長

伊藤　鉄英

本ガイドライン作成方法

1. エビデンス収集

　前版（慢性膵炎診療ガイドライン 2015）で行われた系統的検索によって得られた論文に加え，今回新たに以下の作業を行ってエビデンスを収集した．

　ガイドラインの構成を臨床疑問（clinical question：CQ），および背景疑問（background question：BQ），CQ として取り上げるにはデータが不足しているものの今後の重要課題と考えられる future research question（FRQ）に分類し，このうち CQ および FRQ ついてはキーワードを抽出して学術論文を収集した．データベースは，英文論文は MEDLINE，Cochrane Library を用いて，日本語論文は医学中央雑誌を用いた．CQ および FRQ については，英文，和文ともに 1983 年～2019 年 12 月末を文献検索の対象期間とした．また，検索期間以降 2021 年 6 月までの重要かつ新しいエビデンスについてはハンドサーチにより適宜追加し，検索期間外論文として掲載した．各キーワードおよび検索式は日本消化器病学会ホームページに掲載する予定である．なお，BQ についてはすべてハンドサーチにより文献検索を行った．

　収集した論文のうち，ヒトに対して行われた臨床研究を採用し，動物実験に関する論文は原則として除外した．患者データに基づかない専門家個人の意見は参考にしたが，エビデンスとしては用いなかった．

2. エビデンス総体の評価方法

1）各論文の評価：構造化抄録の作成

　各論文に対して，研究デザイン[1]（表 1）を含め，論文情報を要約した構造化抄録を作成した．さらに RCT や観察研究に対して，Cochrane Handbook[2] や Minds 診療ガイドライン作成の手引き[1] のチェックリストを参考にしてバイアスのリスクを判定した（表 2）．総体としてのエビデンス評価は，GRADE（The Grading of Recommendations Assessment, Development and Evaluation）アプローチ[3~22] の考え方を参考にして評価し，CQ 各項目に対する総体としてのエビデンスの質を決定し表記した（表 3）．

表 1　研究デザイン

各文献へは下記 9 種類の「研究デザイン」を付記した．
（1）メタ（システマティックレビュー /RCT のメタアナリシス）
（2）ランダム（ランダム化比較試験）
（3）非ランダム（非ランダム化比較試験）
（4）コホート（分析疫学的研究（コホート研究））
（5）ケースコントロール（分析疫学的研究（症例対照研究））
（6）横断（分析疫学的研究（横断研究））
（7）ケースシリーズ（記述研究（症例報告やケース・シリーズ））
（8）ガイドライン（診療ガイドライン）
（9）（記載なし）（患者データに基づかない，専門委員会や専門家個人の意見は，参考にしたが，エビデンスとしては用いないこととした）

表2 バイアスリスク評価項目

選択バイアス	(1) ランダム系列生成 ・患者の割付がランダム化されているかについて，詳細に記載されているか
	(2) コンシールメント ・患者を組み入れる担当者に，組み入れる患者の隠蔽化がなされているか
実行バイアス	(3) 盲検化 ・被験者は盲検化されているか，ケア供給者は盲検化されているか
検出バイアス	(4) 盲検化 ・アウトカム評価者は盲検化されているか
症例減少バイアス	(5) ITT 解析 ・ITT 解析の原則を掲げて，追跡からの脱落者に対してその原則を遵守しているか
	(6) アウトカム報告バイアス ・それぞれの主アウトカムに対するデータが完全に報告されているか（解析における採用および除外データを含めて）
	(7) その他のバイアス ・選択アウトカム報告・研究計画書に記載されているにもかかわらず，報告されていないアウトカムがないか ・早期試験中止・利益があったとして，試験を早期中止していないか ・その他のバイアス

表3 エビデンスの質

A：**質の高いエビデンス（High）**
真の効果がその効果推定値に近似していると確信できる．

B：**中程度の質のエビデンス（Moderate）**
効果の推定値が中程度信頼できる．
真の効果は，効果の効果推定値におおよそ近いが，それが実質的に異なる可能性もある．

C：**質の低いエビデンス（Low）**
効果推定値に対する信頼は限定的である．
真の効果は，効果の推定値と，実質的に異なるかもしれない．

D：**非常に質の低いエビデンス（Very Low）**
効果推定値がほとんど信頼できない．
真の効果は，効果の推定値と実質的におおよそ異なりそうである．

2) アウトカムごと，研究デザインごとの蓄積された複数論文の総合評価
(1) 初期評価：各研究デザイン群の評価
　・メタ群，ランダム群＝「初期評価 A」
　・非ランダム群，コホート群，ケースコントロール群，横断群＝「初期評価 C」
　・ケースシリーズ群＝「初期評価 D」
(2) エビデンスの確実性（強さ）を下げる要因の有無の評価
　・研究の質にバイアスリスクがある
　・結果に非一貫性がある
　・エビデンスの非直接性がある
　・データが不精確である
　・出版バイアスの可能性が高い
(3) エビデンスの確実性（強さ）を上げる要因の有無の評価
　・大きな効果があり，交絡因子がない

・用量–反応勾配がある
　・可能性のある交絡因子が，真の効果をより弱めている
（4）総合評価：最終的なエビデンスの質「A，B，C，D」を評価判定した.
3）エビデンスの質の定義方法
　エビデンスの確実性（強さ）は海外と日本で別の記載とせずに1つとした．またエビデンスは複数文献を統合・作成したエビデンス総体（body of evidence）とし，表3のA〜Dで表記した.
4）メタアナリシス
　システマティックレビューを行い，必要に応じてメタアナリシスを引用し，本文中に記載した.

3. 推奨の強さの決定

　以上の作業によって得られた結果をもとに，治療の推奨文章の案を作成提示した．次に推奨の強さを決めるために作成委員によるコンセンサス形成を図った.

　推奨の強さは，①エビデンスの確実性（強さ），②患者の希望，③益と害，④コスト評価，の4項目を評価項目とした．コンセンサス形成方法はDelphi変法，nominal group technique（NGT）法に準じて投票を用い，70％以上の賛成をもって決定とした．1回目で結論が集約できないときは，各結果を公表し，日本の医療状況を加味して協議のうえ，投票を繰り返した．作成委員会はこの集計結果を総合して評価し，表4に示す推奨の強さを決定し，本文中の囲み内に明瞭に表記した.

　推奨の強さは「強：強い推奨」，「弱：弱い推奨」の2通りであるが，「強く推奨する」や「弱く推奨する」という文言は馴染まないため，下記のとおり表記した．投票結果を「合意率」として推奨の強さの次に括弧書きで記載した.

表4　推奨の強さ

推奨度	
強（強い推奨）	"実施する"ことを推奨する "実施しない"ことを推奨する
弱（弱い推奨）	"実施する"ことを提案する "実施しない"ことを提案する

4. 本ガイドラインの対象

1）利用対象：一般臨床医
2）診療対象：成人の患者を対象とした．小児は対象外とした.

5. 改訂について

　本ガイドラインは改訂第3版であり，今後も日本消化器病学会ガイドライン委員会を中心として継続的な改訂を予定している.

6. 作成費用について

　本ガイドラインの作成はすべて日本消化器病学会が費用を負担しており，他企業からの資金

提供はない．

7．利益相反について

1）日本消化器病学会ガイドライン委員会では，統括委員・各ガイドライン作成・評価委員と企業との経済的な関係につき，各委員から利益相反状況の申告を得た（詳細は「利益相反（COI）に関する開示」に記す）．

2）本ガイドラインでは，利益相反への対応として，関連する協力学会の参加によって意見の偏りを防ぎ，さらに委員による投票によって公平性を担保するように努めた．また，出版前にパブリックコメントを学会員から受け付けることで広く意見を収集した．

8．ガイドライン普及と活用促進のための工夫

1）フローチャートを提示して，利用者の利便性を高めた．

2）書籍として出版するとともに，インターネット掲載を行う予定である．
- 日本消化器病学会ホームページ
- 日本医療機能評価機構 EBM 医療情報事業（Minds）ホームページ

3）市民向けガイドライン情報提供として，わかりやすい解説を作成し，日本消化器病学会ホームページにて公開予定である．

■引用文献
1) 福井次矢，山口直人（監修）．Minds 診療ガイドライン作成の手引き 2014，医学書院，東京，2014
2) Higgins JPT, Thomas J, Chandler J, et al (eds). Cochrane Handbook for Systematic Reviews of Interventions version 6.0 (updated July 2019). <https://training.cochrane.org/handbook/current> ［最終アクセス 2020 年 3 月 30 日］
3) 相原守夫．診療ガイドラインのための GRADE システム，第 3 版，中外医学社，東京，2018
4) The GRADE working group. Grading quality of evidence and strength of recommendations. BMJ 2004; **328**: 1490-1494 (printed, abridged version)
5) Guyatt GH, Oxman AD, Vist G, et al; GRADE Working Group. Rating quality of evidence and strength of recommendations GRADE: an emerging consensus on rating quality of evidence and strength of recommendations. BMJ 2008; **336**: 924-926
6) Guyatt GH, Oxman AD, Kunz R, et al; GRADE Working Group. Rating quality of evidence and strength of recommendations: What is "quality of evidence" and why is it important to clinicians? BMJ 2008; **336**: 995-998
7) Schünemann HJ, Oxman AD, Brozek J, et al; GRADE Working Group. Grading quality of evidence and strength of recommendations for diagnostic tests and strategies. BMJ 2008; **336**: 1106-1110
8) Guyatt GH, Oxman AD, Kunz R, et al; GRADE working group. Rating quality of evidence and strength of recommendations: incorporating considerations of resources use into grading recommendations. BMJ 2008; **336**: 1170-1173
9) Guyatt GH, Oxman AD, Kunz R, et al; GRADE Working Group. Rating quality of evidence and strength of recommendations: going from evidence to recommendations. BMJ 2008; **336**: 1049-1051
10) Jaeschke R, Guyatt GH, Dellinger P, et al; GRADE working group. Use of GRADE grid to reach decisions on clinical practice guidelines when consensus is elusive. BMJ 2008; **337**: a744
11) Guyatt G, Oxman AD, Akl E, et al. GRADE guidelines 1. Introduction-GRADE evidence profiles and summary of findings tables. J Clin Epidemiol 2011; **64**: 383-394
12) Guyatt GH, Oxman AD, Kunz R, et al. GRADE guidelines 2. Framing the question and deciding on important outcomes.J Clin Epidemiol 2011; **64**: 295-400
13) Balshem H, Helfand M, Schunemann HJ, et al. GRADE guidelines 3: rating the quality of evidence. J Clin Epidemiol 2011; **64**: 401-406
14) Guyatt GH, Oxman AD, Vist G, et al. GRADE guidelines 4: rating the quality of evidence - study limitation (risk of bias). J Clin Epidemiol 2011; **64**: 407-415
15) Guyatt GH, Oxman AD, Montori V, et al. GRADE guidelines 5: rating the quality of evidence - publication

bias. J Clin Epidemiol 2011; **64**: 1277-1282

16) Guyatt G, Oxman AD, Kunz R, et al. GRADE guidelines 6. Rating the quality of evidence - imprecision. J Clin Epidemiol 2011; **64**: 1283-1293

17) Guyatt GH, Oxman AD, Kunz R, et al; The GRADE Working Group. GRADE guidelines: 7. Rating the quality of evidence - inconsistency. J Clin Epidemiol 2011; **64**: 1294-1302

18) Guyatt GH, Oxman AD, Kunz R, et al; The GRADE Working Group. GRADE guidelines: 8. Rating the quality of evidence - indirectness. J Clin Epidemiol 2011; **64**: 1303-1310

19) Guyatt GH, Oxman AD, Sultan S, et al; The GRADE Working Group. GRADE guidelines: 9. Rating up the quality of evidence. J Clin Epidemiol 2011; **64**: 1311-1316

20) Brunetti M, Shemilt I, et al; The GRADE Working. GRADE guidelines: 10. Considering resource use and rating the quality of economic evidence. J Clin Epidemiol 2013; **66**: 140-150

21) Guyatt G, Oxman AD, Sultan S, et al. GRADE guidelines: 11. Making an overall rating of confidence in effect estimates for a single outcome and for all outcomes. J Clin Epidemiol 2013; **66**: 151-157

22) Guyatt GH, Oxman AD, Santesso N, et al. GRADE guidelines 12. Preparing Summary of Findings tables-binary outcomes. J Clin Epidemiol 2013; **66**: 158-172

本ガイドラインの構成

フローチャート

フローチャート1　診断

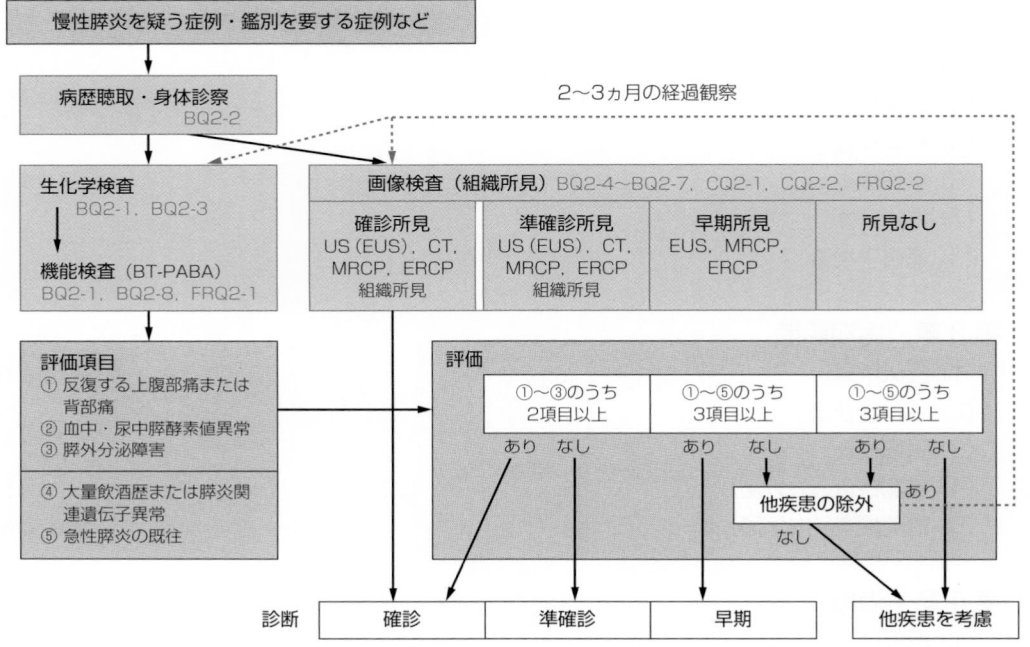

注1：①〜⑤のいずれか2項目のみ有し早期慢性膵炎の画像所見を示す症例のうち，他の疾患が否定されるもの
　　　は早期慢性膵炎疑診例として，注意深い経過観察が必要である．
注2：大量飲酒歴とは1日アルコール量60g以上継続して飲酒すること示す．
注3：膵炎関連遺伝子異常に関してはFRQ2-3を参照すること．
（日本膵臓学会．慢性膵炎の診断フローチャート．慢性膵炎臨床診断基準2019より作成）

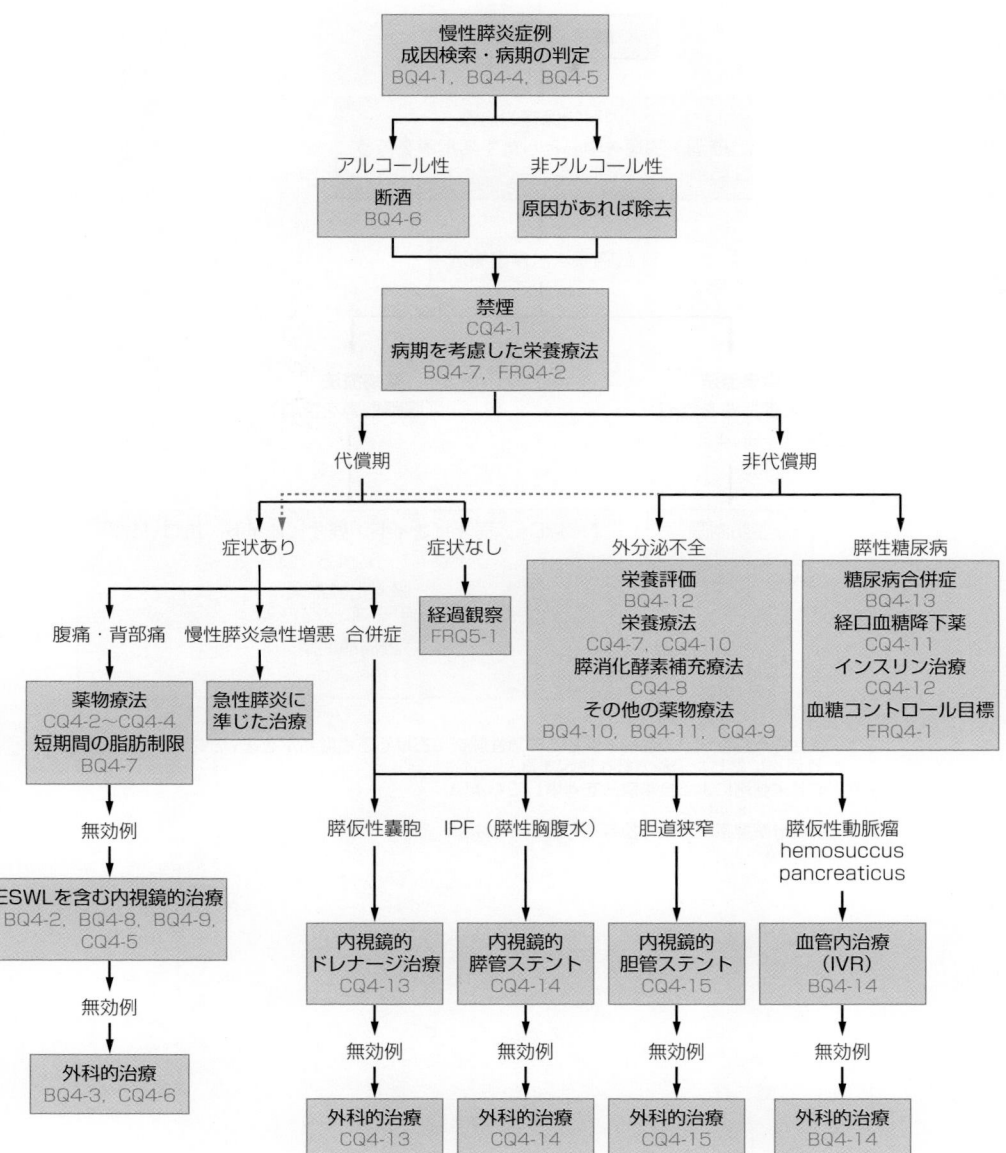

フローチャート3　内科的保存的治療

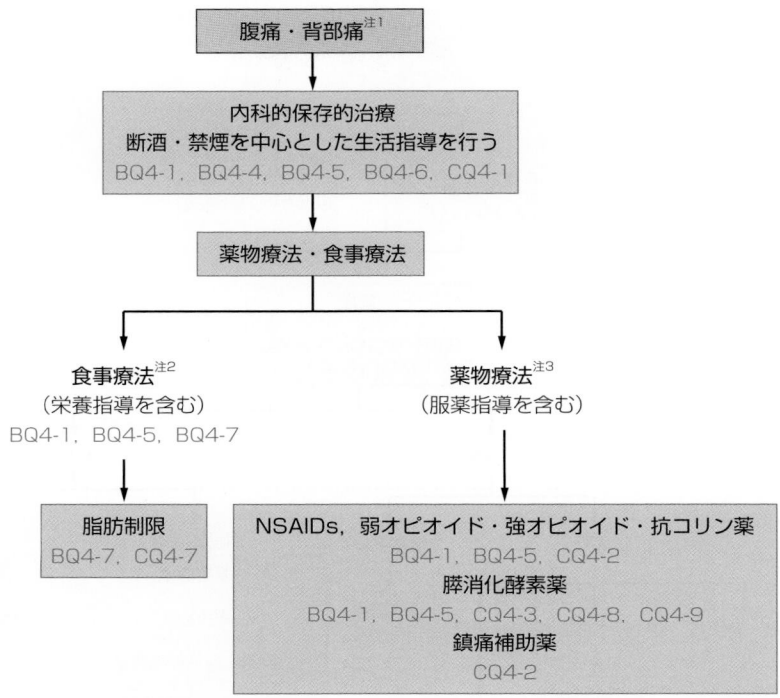

注1：慢性膵炎急性増悪の症例に関しては急性膵炎における重症度判定を速やかに施行し，急
　　　性膵炎に準じた治療方針を決定する．
注2：成分栄養剤による食事療法を考慮してもよい．
　　　BQ4-1，BQ4-7
注3：蛋白分解酵素阻害薬の投与を考慮してもよい．
　　　CQ4-4

フローチャート4　外科的治療

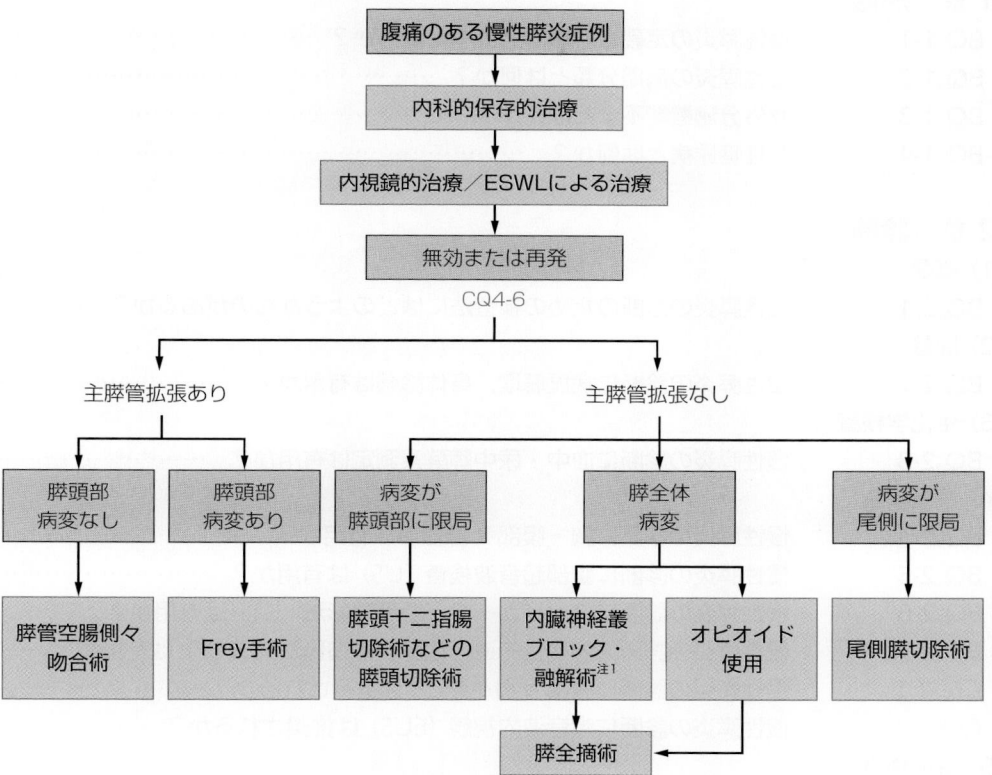

注1：短期的には有効であるが，長期的には効果が乏しい.
悪性腫瘍の存在が否定できない場合には，部位により膵頭部なら膵頭十二指腸切除術を，膵体尾部なら郭清を伴う尾側膵切除術を行う.

クエスチョン一覧

第5章　予後

（1）概略

（2）病態の進行阻止

（3）予後

略語一覧

AP	acute pancreatitis	急性膵炎
AVM	arteriovenous malformation	
BMI	body mass index	
BT-PABA		N- ベンゾイル -L- チロシル -p- アミノ安息香酸
Bz-Tyr-Ala	benzoyl-L-tyrosyl-[1-^{13}C]alanine	
CFTR	cystic fibrosis transmembrane conductance regulator	囊胞性線維症膜コンダクタンス制御因子
CGM	continuous glucose monitoring	持続血糖モニタリング
CI	confidential interval	信頼区間
CIS	carcinoma in situ	上皮内癌
CP	chronic pancreatitis	慢性膵炎
CPA1	carboxypeptidase A1	カルボキシペプチターゼ A1
CPB	celiac plexus block	腹腔神経叢ブロック
CPN	celiac plexus neurolysis	腹腔神経叢融解術
CSEMS	covered self-expandable metallic stent	
CSII	continuous subcutaneous insulin infusion	持続インスリン皮下注入療法
CT	computed tomography	コンピューター断層撮影法
CTRC	chymotrypsin C	キモトリプシン C
DM	diabetes mellitus	糖尿病
DPP-4	dipeptidyl peptidase-4	
DXA	dual-energy X-ray absorptiometry	
EEs	effect estimates	効果推定値
EHL	electrohydraulic lithotripsy	電気水圧式結石破砕療法
ENPD	endoscopic naso-pancreatic drainage	内視鏡的経鼻膵管ドレナージ
ERCP	endoscopic retrograde cholangiopancreatography	内視鏡的逆行性膵胆管造影法
ESWL	extracorporeal shock wave lithotripsy	体外衝撃波結石破砕術
EUS	endoscopic ultrasonography	超音波内視鏡
EUS-FNA	endoscopic ultrasonography fine needle aspiration	超音波内視鏡下穿刺吸引法
FCSEMS	full covered self-expandable metallic stent	
GLP-1	glucagon-like peptide-1	
IPF	internal pancreatic fistula	
IPMN	intraductal papillary mucinous neoplasm	膵管内乳頭粘液性腫瘍
MDCT	multidetector-row CT	
MRCP	magnetic resonance cholangiopancreatography	膵胆管 MRI 検査
MRI	magnetic resonance image	磁気共鳴画像
NSAIDs	non-steroidal anti-inflammatory drugs	非ステロイド抗炎症薬
OGTT	oral glucose tolerance test	経口糖負荷試験
PDAC	pancreatic ductal adenocarcinoma	
PDPS	pancreatic duct disruption, disconnected pancreatic duct syndrome	
PFD 試験	pancreatic function diagnostic test	
PI	phosphatidylinositol	ホスファチジルイノシトール

PPI	proton pump inhibitor	プロトンポンプ阻害薬
QOL	quality of life	生活の質
RAP	recurrent acute pancreatitis	
RCT	randomized controlled trial	
SAP	sensor augmented pump	
SAPE	sentinel acute pancreatitis event	
SGLT2	sodium-glucose cotransporter 2	
SSRI	selective serotonin reuptake inhibitor	選択的セロトニン再取り込み阻害薬
US	ultrasonography	超音波検査
WON	walled-off necrosis	被包化膵壊死

第1章
病態

BQ 1-1

慢性膵炎の定義と臨床診断基準とは何か？

回答

- 慢性膵炎とは，遺伝的や環境要因，その他の危険因子を有し，実質への傷害やストレスに対して持続的な病的反応を生じる個人に起きる，膵臓の病的線維化炎症症候群である．日本では「慢性膵炎臨床診断基準2019」に基づいて診断する．

解説

　2009年に提唱された「慢性膵炎臨床診断基準2009」[1]では，慢性膵炎を"膵臓の内部に不規則な線維化，細胞浸潤，実質の脱落，肉芽組織などの慢性変化が生じ，進行すると膵外分泌・内分泌機能の低下を伴う病態である"と定義していた．一方，2016年に国際的な新しい慢性膵炎の定義として，mechanistic definition が提唱された[2]．図1に示すような概念モデルのもと，慢性膵炎を"遺伝的因子，環境因子，その他の危険因子を有する患者において，膵実質の傷害やストレスに対して持続的に病的な反応が起こる，膵の病的な線維化，炎症性の症候群"と定義した．慢性膵炎患者は at risk，acute pancreatitis-recurrent acute pancreatitis（AP-RAP），early chronic pancreatitis（CP），established CP，end stage CP のいずれかの状態にあるとされ，「慢性膵炎臨床診断基準2009」に基づく慢性膵炎は，この概念モデルにおける established CP と end stage CP に相当すると考えられる．early CP は established CP には達していない状態であり，AP-RAP と区別するためには慢性膵炎の病態を反映した何らかのバイオマーカーや病理学的変化を検出することが想定されている．

　2019年に改訂された「慢性膵炎臨床診断基準」[3]では，進行した慢性膵炎の病理像や臨床像のみに着目するのではなく，慢性膵炎を機械論的に理解・定義し，そこにいたるまでの病的過程

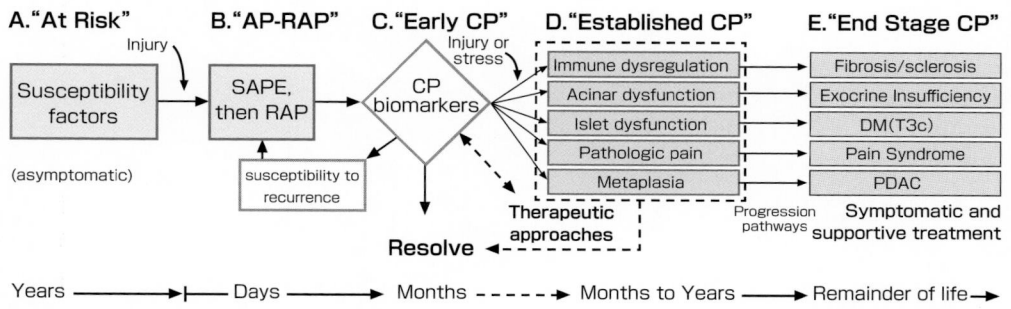

図1　mechanistic definition の慢性膵炎概念モデル

AP-RAP：acute pancreatitis and recurrent acute pancreatitis，CP：chronic pancreatitis，DM (T3c)：diabetes mellitus Type Ⅲc or pancreatogenic diabetes mellitus，PDAC：pancreatic ductal adenocarcinoma，SAPE：sentinel acute pancreatitis event
(Whitcomb DC, et al. Pancreatology 2016; 16: 218-224 [2] より許諾を得て転載)

表1　慢性膵炎臨床診断基準2019

慢性膵炎の定義

定義：
　慢性膵炎とは，遺伝的や環境要因，その他の危険因子を有し，実質への傷害やストレスに対して持続的な病的反応を生じる個人に起きる，膵臓の病的線維化炎症症候群である．膵臓の内部に不規則な線維化，炎症細胞浸潤，実質の脱落，肉芽組織，膵石の形成，膵管の不規則な拡張などの慢性変化が生じ，進行すると膵外分泌・内分泌機能の低下を伴う病態である．膵内部の病理組織学的変化は，基本的には膵臓全体に存在するが，病変の程度は不均一で，分布や進行性は様々である．多くは非可逆性である．腹痛や背部痛，進行例では膵内・外分泌機能不全による臨床症候を伴うものが典型的である．

注1．無痛性あるいは無症候性の症例も存在し，このような例では臨床診断基準を，より厳密に適用すべきである．

分類

分類：
　・アルコール性慢性膵炎
　・非アルコール性慢性膵炎（特発性，遺伝性，家族性など）

注1．慢性膵炎を，成因によりアルコール性と非アルコール性に分類する．
注2．自己免疫性膵炎と閉塞性膵炎は，治療により病態や病理所見が改善することがあり，可逆的である点より，現時点では膵の慢性炎症として別個に扱う．

慢性膵炎臨床診断基準2019

慢性膵炎の診断項目

　①特徴的な画像所見
　②特徴的な組織所見
　③反復する上腹部痛または背部痛
　④血中または尿中膵酵素値の異常
　⑤膵外分泌機能障害
　⑥1日60g以上（純エタノール換算）の持続する飲酒歴または膵炎関連遺伝子異常
　⑦急性膵炎の既往

慢性膵炎確診：a，bのいずれかが認められる．
　a．①または②の確診所見
　b．①または②の準確診所見と，③④⑤のうち2項目以上
慢性膵炎準確診：①または②の準確診所見が認められる．
早期慢性膵炎：③～⑦のいずれか3項目以上と早期慢性膵炎の画像所見が認められる．

注1．他の膵疾患，特に膵癌，膵管内乳頭粘液性腫瘍（IPMN）との鑑別が重要である．
注2．①，②のいずれも認めず，③～⑦のいずれかのみ3項目以上有する症例のうち，早期慢性膵炎に合致する画像所見が確認されず，他の疾患が否定されるものを慢性膵炎疑診例とする．疑診例にはEUSを含む画像診断を行うことが望ましい．
注3．③～⑦のいずれか2項目のみ有し早期慢性膵炎の画像所見を示す症例のうち，他の疾患が否定されるものは早期慢性膵炎疑診例として，注意深い経過観察が必要である．
（日本膵臓学会．膵臓 2019; 34: 279-281 [3]）より許諾を得て転載）

に注目することが，その早期診断に重要と考え，mechanistic definition の概念を慢性膵炎の定義として新たに取り入れた[4]．すなわち「慢性膵炎臨床診断基準2009」における定義に加えて，“遺伝的や環境要因，その他の危険因子を有し，実質への傷害やストレスに対して持続的な病的反応を生じる個人に起きる，膵臓の病的線維化炎症症候群である”との文言を追加している（表1）．

　「慢性膵炎臨床診断基準2009」[1]では，世界ではじめて早期慢性膵炎の概念を取り入れたが，早期慢性膵炎の全国調査[5]や前向き予後調査[6]などの知見を踏まえて，より特異度の高い診断基準を意図して改訂された．診断項目は，①特徴的な画像所見，②特徴的な組織所見，③反復する上腹部痛または背部痛，④血中または尿中膵酵素値の異常，⑤膵外分泌機能障害，⑥1日60g以上（純エタノール換算）の持続する飲酒歴または膵炎関連遺伝子異常，⑦急性膵炎の既往，の7項目で構成した．①と②には，確診所見と準確診所見を設け，④，⑤，⑥については具体的内容を規定した．慢性膵炎確診例は，①または②の確診所見があるもの，あるいは①または②の準確診所見が得られ，臨床症候として③，④，⑤のうち2項目以上がみられるものとした．

表1　慢性膵炎臨床診断基準 2019（つづき）
付記. 早期慢性膵炎の実態については，長期予後を追跡する必要がある.

慢性膵炎の診断項目
①特徴的な画像所見
確診所見：以下のいずれかが認められる.
  a. 膵管内の結石
  b. 膵全体に分布する複数ないしびまん性の石灰化
  c. MRCP または ERCP 像において，主膵管の不規則な[*1]拡張とともに膵全体に不均等に分布する分枝膵管の不規則な拡張
  d. ERCP 像において，主膵管が膵石や蛋白栓などで閉塞または狭窄している場合，乳頭側の主膵管と分枝膵管の不規則な拡張
準確診所見：以下のいずれかが認められる.
  a. MRCP または ERCP 像において，膵全体に不均等に分布する分枝膵管の不規則な拡張，主膵管のみの不規則な拡張，蛋白栓のいずれか
  b. CT において，主膵管の不規則なびまん性の拡張とともに膵の変形や萎縮
  c. US（EUS）において，膵内の結石または蛋白栓と思われる高エコー，または主膵管の不規則な拡張を伴う膵の変形や萎縮
②特徴的な組織所見
確診所見：膵実質の脱落と線維化が観察される．膵線維化は主に小葉間に観察され，小葉が結節状，いわゆる硬変様をなす.
準確診所見：膵実質が脱落し，線維化が小葉間または小葉間・小葉内に観察される.
④血中または尿中膵酵素値の異常
以下のいずれかが認められる.
  a. 血中膵酵素[*2]が連続して複数回にわたり正常範囲を超えて上昇あるいは低下
  b. 尿中膵酵素が連続して複数回にわたり正常範囲を超えて上昇
⑤膵外分泌機能障害
BT-PABA 試験（PFD 試験）で尿中 PABA 排泄率の明らかな低下[*3]を認める.
⑥ 1 日 60g 以上（純エタノール換算）の持続する飲酒歴または膵炎関連遺伝子異常[*4]
早期慢性膵炎の画像所見
a，b のいずれかが認められる.
  a. 以下に示す EUS 所見 4 項目のうち，1）または 2）を含む 2 項目以上が認められる.
    1）点状または索状高エコー（Hyperechoic foci; non-shadowing/Stranding）
    2）分葉エコー（Lobularity）
    3）主膵管境界高エコー（Hyperechoic MPD margin）
    4）分枝膵管拡張（Dilated side branches）
  b. MRCP または ERCP 像で，3 本以上の分枝膵管に不規則な拡張が認められる.

解説 1. US または CT によって描出される膵嚢胞，膵腫瘤ないし腫大，および不規則でない膵管拡張は膵病変の検出指標として重要である．しかし，慢性膵炎の診断指標としては特異性が劣る．従って，これらの所見を認めた場合には画像検査を中心とした各種検査にて確定診断に努める.
解説 2.
  [*1] "不規則" とは，膵管径や膵管壁の平滑な連続性が失われていることをいう.
  [*2] "血中膵酵素" の測定には膵アミラーゼ，リパーゼ，トリプシン，エラスターゼ 1 など膵特異性の高いものを用いる.
  [*3] "BT-PABA 試験（PFD 試験）における尿中 PABA 排泄率の低下" とは，6 時間排泄率 70％以下をいい，複数回確認することが望ましい.
  [*4] "膵炎関連遺伝子異常" とは，カチオニックトリプシノーゲン（*PRSS1*）遺伝子の p.R122H 変異や p.N29I 変異，膵分泌性トリプシンインヒビター（*SPINK1*）遺伝子の p.N34S 変異や c.194+2T>C 変異など，膵炎との関連が確立されているものを指す.
解説 3. MRCP については，可能な限り背景信号を経口陰性造影剤の服用で抑制し，以下の撮像を行う.
  1）磁場強度 1.5 テスラ（T）以上で，シングルショット高速 SE 法で 2D 撮像を行う.
  2）より詳細な情報を得たい場合は，息止めまたは呼吸同期の 3D 高速 SE 法を追加する.
  3）早期慢性膵炎の診断に際しては，分枝膵管像を詳細に評価するに耐えうる画像を撮像することが必要であり，磁場強度 3.0 テスラ（T）での撮像が望ましい.
解説 4. 早期慢性膵炎の EUS 所見は以下のように定義する.
  1）点状高エコー：陰影を伴わない縦横 3mm 以上の点状に描出される高エコー．3 つ以上認めた場合に陽性とする.
  2）索状エコー：3mm 以上の線状に描出される高エコー．3 つ以上認めた場合に陽性とする.
  3）分葉エコー：大きさは 5mm 以上の，線状の高エコーで囲まれた分葉状に描出される所見．3 つ以上認めた場合に陽性とし，各分葉エコーの連続性は問わない.
  4）主膵管境界高エコー：膵管壁の高エコー所見．膵体尾部で観察される主膵管の半分以上の範囲で認めた場合に陽性とする.
  5）分枝膵管拡張：主膵管と交通のある 1mm 以上の径を持つ拡張した分枝膵管拡張とし，3 つ以上認めた場合に陽性とする．分枝型 IPMN との鑑別は時に困難である.
（日本膵臓学会. 膵臓 2019; 34: 279-281 [3]）より許諾を得て転載）

①または②の準確診所見が認められるものが慢性膵炎準確診例となる．一方，③から⑦のいずれか3項目以上が認められる症例で，早期慢性膵炎の画像所見が確認されるものを早期慢性膵炎とした．③から⑦のいずれか3項目以上が認められるものの，早期慢性膵炎に合致する画像所見が確認されずほかの疾患が否定される症例は慢性膵炎疑診例となる．③～⑦のいずれか2項目のみ有し早期慢性膵炎の画像所見を示す症例のうち，ほかの疾患が否定されるものは早期慢性膵炎疑診例として，注意深い経過観察が必要である．

▌文献▌

1) 厚生労働省難治性膵疾患に関する調査研究班，日本膵臓学会，日本消化器病学会．慢性膵炎臨床診断基準2009．膵臓 2009; **24**: 645-646（ガイドライン）

2) Whitcomb DC, Frulloni L, Garg P, et al. Chronic pancreatitis: an international draft consensus proposal for a new mechanistic definition. Pancreatology 2016; **16**: 218-224（ガイドライン）

3) 日本膵臓学会．慢性膵炎臨床診断基準2019．膵臓 2019; **34**: 279-281（ガイドライン）

4) 正宗　淳，入澤篤志，菊田和宏，ほか．「慢性膵炎臨床診断基準2019」の背景と概要．膵臓 2019; **34**: 282-292

5) Masamune A, Kikuta K, Nabeshima T, et al. Nationwide epidemiological survey of early chronic pancreatitis in Japan. J Gastroenterol 2017; **52**: 992-1000（横断）

6) Masamune A, Nabeshima T, Kikuta K, et al. Prospective study of early chronic pancreatitis diagnosed based on the Japanese diagnostic criteria. J Gastroenterol 2019; **54**: 928-935（コホート）

慢性膵炎の病期分類とは何か？

回答
- 臨床経過を膵内外分泌機能の障害の程度により潜在期，代償期，移行期，非代償期に分類したものである．

解説

　慢性膵炎は病態の進行に伴い膵機能障害が出現，進行する．その臨床過程は，膵内外分泌機能障害の程度から潜在期・代償期・移行期・非代償期ないし初期・後期に分けられる（図1a）．潜在期〜代償期（初期）は腹痛が主症状で膵内外分泌機能の明らかな障害がみられないが，病態の進行とともに腹痛は軽減し，膵内外分泌機能障害が進行していく（移行期）．非代償期（後期）になると腹痛はさらに軽減し，糖尿病（糖質代謝障害）や脂肪便（消化吸収障害）などの膵内外分泌機能障害が主症状となる[1〜7]．しかし，無痛性の経過をたどる場合や膵機能が廃絶しても腹痛が遷延する場合もあり[8]，病期の判定においては，腹痛だけではなく脂肪便の有無や膵内外分泌機能検査，画像検査を含めて総合的に判断する必要がある．各段階の明確な境界を設定することはできないが，病期の評価は治療を検討するうえで重要な要素である．

　「慢性膵炎臨床診断基準2019」では[9]，世界の主要な膵臓学会の専門家による議論を経て合意にいたった慢性膵炎の定義（mechanistic definition）[10] を採用した．この mechanistic definition をもとに，危険因子を有する状態を出発点として膵機能不全にいたる慢性膵炎の病的過程を5段階に分ける概念モデルが提唱された（図1b）．このモデルは early chronic pancreatitis の概念を含み，早期診断と早期治療介入による慢性膵炎の進行阻止への取り組みを視野に入れたものとなっている．ただし，early chronic pancreatitis については，その定義，診断基準に関する合意にはいたっていない[11]．慢性膵炎の初発症状の83.5%は腹痛であり，初発症状から糖尿病あるいは脂肪便の出現まで平均5年間かかると報告されているが，膵内外分泌不全が初発症状であった慢性膵炎も10.3%存在したという報告があり[12]，mechanistic definition は典型モデルとして認識される．

　本邦ではこれに先立ち，「慢性膵炎臨床診断基準2009」において，これまでの診断基準では拾い上げることのできなかったより早期の段階の慢性膵炎を診断することを目指して，「早期慢性膵炎」の診断基準が採用された．診断基準を満たす症例の前向き調査によると，飲酒継続例で確診に進行する症例がみられ，慢性膵炎の早期段階を拾い上げていることが示されたが[13]，一方で慢性膵炎とは異なる病態の患者群が混在している可能性が示されていた[14]．

　「慢性膵炎臨床診断基準2019」では慢性膵炎の早期段階の病態をさらに特異的に診断することを企図して改訂が行われた．「慢性膵炎臨床診断基準2019」による「早期慢性膵炎」が，概念的に仮定された上記 early chronic pancreatitis に合致するのかどうかは不明であるが，慢性膵炎の早期段階に対する研究，早期治療に道を開くものであり，今後の前向きの検討が期待される．

a. 臨床経過・病期

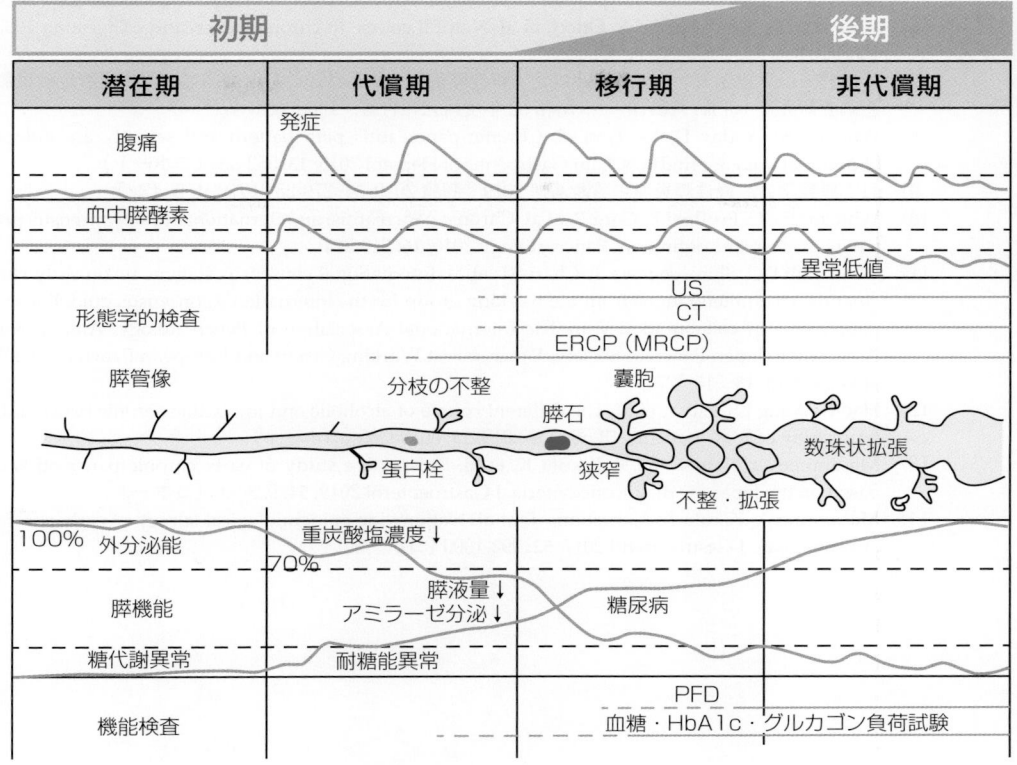

b. 概念モデル

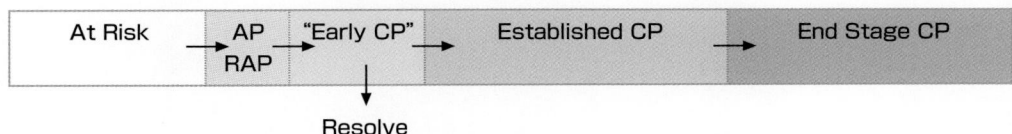

Resolve

図1　慢性膵炎の過程

a：臨床経過・病期
（成瀬　達ほか．図説消化器病シリーズ14：膵炎・膵癌，早川哲夫（編），メジカルビュー社，2001：p.101-120
より許諾を得て転載）
b：概念モデル
AP：acute pancreatitis，RAP：recurrent acute pancreatitis，CP：chronic pancreatitis
（Whitcomb DC, et al. Pancreatology 2016; 16: 218-224 [10] を参考に作成）

文献

1)　大槻　眞．慢性膵炎の診断基準・病期分類・重症度．内科 2005; **95**: 1183-1189
2)　Ammann RW. A clinically based classification system for alcoholic chronic pancreatitis: summary of an international workshop on chronic pancreatitis. Pancreas 1997; **14**: 215-221
3)　Chari ST, Singer MV. The problem of classification and staging of chronic pancreatitis. Scand J Gastroenterol 1994; **29**: 949-960
4)　Ammann RW, Muellhaupt B; Zurich Pancreatic Study Group. The natural history of pain in alcoholic chronic pancreatitis. Gastroenterology 1999; **116**: 1132-1140 （ケースコントロール）

5) Ammann RW, Akovbiantz A, Largiader F, et al. Course and outcome of chronic pancreatitis: longitudinal study of a mixed medical-surgical series of 245 patients. Gastroenterology 1984; **86**: 820-826（コホート）

6) Lankisch PG, Lohr-Happe A, Otto J, et al. Natural course in chronic pancreatitis. Digestion 1993; **54**: 148-155（コホート）

7) 早川哲夫, 真辺忠夫, 竹田喜信, ほか. 慢性膵炎の治療指針の改訂について. 厚生省特定疾患難治性膵疾患調査研究班（班長: 斉藤洋一）, 昭和 62 年度研究報告書, 1988: p.23-47

8) Wilcox CM, Yadav D, Ye T, et al. Chronic pancreatitis pain pattern and severity are independent of abdominal imaging findings. Clin Gastroenterol Hepatol 2015; **13**: 552-560（コホート）

9) 日本膵臓学会. 慢性膵炎臨床診断基準 2019. 膵臓 2019; **34**: 279-281（ガイドライン）

10) Whitcomb DC, Frulloni L, Garg P, et al. Chronic pancreatitis: an international draft consensus proposal for a new mechanistic definition. Pancreatology 2016; **16**: 218-224

11) Whitcomb DC, Shimosegawa T, Chari ST, et al. International consensus statements on early chronic pancreatitis: recommendations from the working group for the international consensus guidelines for chronic pancreatitis in collaboration with The International Association of Pancreatology, American Pancreatic Association, Japan Pancreas Society, PancreasFest Working Group and European Pancreatic Club. Pancreatology 2018; **18**: 516-527

12) Hao L, Wang LS, Liu Y, et al. The different course of alcoholic and idiopathic chronic pancreatitis: a long-term study of 2,037 patients. PLoS One 2018; **13**: e0198365（コホート）

13) Masamune A, Nabeshima T, Kikuta K, et al. Prospective study of early chronic pancreatitis diagnosed based on the Japanese diagnostic criteria. J Gastroenterol 2019; **54**: 928-935（コホート）

14) Masamune A, Kikuta K, Nabeshima T, et al. Nationwide epidemiological survey of early chronic pancreatitis in Japan. J Gastroenterol 2017; **52**: 992-1000（コホート）

BQ 1-3

膵外分泌機能不全とは何か？

回答

● 膵外分泌機能不全とは，膵臓の外分泌機能の障害によって起こる三大栄養素の消化吸収障害を特徴とする病態の総称である．

解説

膵外分泌機能不全（pancreatic exocrine insufficiency）は，膵臓の外分泌機能の障害により膵臓から十二指腸に分泌される膵酵素が欠乏することによって起こる三大栄養素（炭水化物，蛋白質，脂質）の消化吸収障害を特徴とする病態の総称である．膵外分泌機能障害をきたす主な疾患としては慢性膵炎をはじめ，膵切除後，壊死性急性膵炎後，自己免疫性膵炎，膵腫瘍などがあげられる．膵機能は予備能が大きく，健常者の 10～15% 以下まで低下してはじめて膵外分泌機能不全としての脂肪便などの症状が顕性化し，膵消化酵素薬補充療法が必要な状態になる[1,2]．

膵外分泌機能不全では膵リパーゼの減少とともに膵液中重炭酸塩濃度も低下するため，十二指腸内の pH が低下して胆汁酸の沈殿を生じ，脂肪のミセル化も障害される[3]．そのため，脂質の消化吸収が最も影響を受けやすく，便中への脂肪排泄の増加によるカロリー損失によって低栄養状態に陥る[4]．また，膵外分泌機能不全は，脂肪便，下痢，ビタミン A，D，E，K などの脂溶性ビタミン欠乏症，必須脂肪酸欠乏症などの様々な症状を引き起こすとともに，易感染性や創傷治癒障害の遠因にもなり，患者の QOL を低下させることになる[4,5]．最近では，骨格筋量の減少と筋力や身体機能の低下をきたす症候群であるサルコペニアとの関連も報告されている[6]．

文献

1) DiMagno EP, Go VL, Summerskill WH. Relations between pancreatic enzyme output and malabsorption in severe pancreatic insufficiency. N Engl J Med 1973; **288**: 813-815（ケースコントロール）
2) Nakamura T, Takebe K, Kudoh K, et al. Steatorrhea in Japanese patients with chronic pancreatitis. J Gastroenterol 1995; **30**: 79-83（ケースコントロール）
3) Nakamura T, Kikuchi H, Takebe K, et al. Correlation between bile acid malabsorption and pancreatic exocrine dysfunction in patients with chronic pancreatitis. Pancreas 1994; **9**: 580-584（コホート）
4) Hammer HF. Pancreatic exocrine insufficiency: diagnostic evaluation and replacement therapy with pancreatic enzymes. Dig Dis 2010; **28**: 339-343
5) Dominguez-Munoz JE. Pancreatic enzyme therapy for pancreatic exocrine insufficiency. Curr Gastroenterol Rep 2007; **9**: 116-122
6) Shintakuya R, Uemura K, Murakami Y, et al. Sarcopenia is closely associated with pancreatic exocrine insufficiency in patients with pancreatic disease. Pancreatology 2017; **17**: 70-75（コホート）

膵性糖尿病とは何か？

回答

● 膵性糖尿病は，二次性糖尿病のなかで膵炎や膵癌，膵切除術後などの膵疾患に伴う糖尿病と位置づけられる．インスリンとグルカゴン両者の分泌が低下するため，血糖コントロールが不安定になることが多い．

解説

　膵性糖尿病は，日本糖尿病学会「糖尿病の分類と診断基準に関する委員会報告」[1] において，成因分類「（Ⅲ）その他の特定の機序・疾患によるもの」に分類され（表1），具体的には膵外分泌疾患として，膵炎，外傷/膵切除術，腫瘍，ヘモクロマトーシスなどが原因と記載されている．米国糖尿病学会による糖尿病分類（2019年）では，1型糖尿病，2型糖尿病，妊娠糖尿病に続く第4のカテゴリーとして分類されており，膵炎や嚢胞線維症に伴う膵外分泌疾患が原因になるもの，と記載されている[2]．慢性膵炎は膵性糖尿病の原因となる代表的疾患であり，慢性膵炎の罹病期間が長いほど，膵性糖尿病の頻度が高くなる[3,4]．

　膵性糖尿病の全体像を考えた場合，膵炎や膵癌などの膵疾患発症に伴い，新たに糖尿病を発症する場合が真の膵性糖尿病（狭義の膵性糖尿病）といえるが，もともとの糖尿病（主に2型糖尿病）が膵疾患発症に伴い増悪したものも，広義の膵性糖尿病と考えられる．両者を厳密に区別することは難しい場合も多く，糖尿病を診療する際には膵疾患が存在する可能性を考慮する必要がある[5]．

表1　糖尿病と糖代謝異常*の成因分類

Ⅰ．1型（膵β細胞の破壊，通常は絶対的インスリン欠乏にいたる）
　A．自己免疫性
　B．特発性
Ⅱ．2型（インスリン分泌低下を主体とするものと，インスリン抵抗性が主体で，それにインスリンの相対的不足を伴うものなどがある）
Ⅲ．その他の特定の機序，疾患によるもの
　A．遺伝因子として遺伝子異常が同定されたもの
　　（1）膵β細胞機能にかかわる遺伝子異常
　　（2）インスリン作用の伝達機構にかかわる遺伝子異常
　B．他の疾患，条件に伴うもの
　　（1）膵外分泌疾患
　　（2）内分泌疾患
　　（3）肝疾患
　　（4）薬剤や化学物質によるもの
　　（5）感染症
　　（6）免疫機序によるまれな病態
　　（7）その他の遺伝的症候群で糖尿病を伴うことの多いもの
Ⅳ．妊娠糖尿病

注：現時点では上記のいずれにも分類できないものは分類不能とする．
*：一部には，糖尿病特有の合併症をきたすがどうかが確認されていないものも含まれる．
（糖尿病診断基準に関する調査検討委員会．糖尿病 2012; 55: 485-504 [1] より許諾を得て転載）

膵性糖尿病では，膵 β 細胞減少によるインスリン分泌低下に加えて，α 細胞減少によるグルカゴン分泌低下も伴っていることから，血糖コントロールが不安定になりやすく，通常の 1 型糖尿病および 2 型糖尿病とは異なった臨床像を呈することが多い[4,6]．膵外分泌機能を適切に評価し，十分なエネルギー摂取と膵消化酵素薬の補充後に血糖コントロールを行うことが重要である．

▌文献▌

1) 糖尿病診断基準に関する調査検討委員会．糖尿病の分類と診断基準に関する委員会報告．糖尿病 2012; **55**: 485-504（ガイドライン）
2) American Diabetes Association. 2. Classification and Diagnosis of Diabetes: Standards of Medical Care in Diabetes—2019. Diabetes Care 2019; **42**: S13-S28（ガイドライン）
3) Ewald N, Hardt PD. Diagnosis and treatment of diabetes mellitus in chronic pancreatitis. World J Gastroenterol 2013; **19**: 7276-7281
4) Hart PA, Bellin MD, Andersen DK, et al. Type 3c (pancreatogenic) diabetes mellitus secondary to chronic pancreatitis and pancreatic cancer. Lancet Gastroenterol Hepatol 2016; **1**: 226-237
5) 藤森　尚，末廣侑大，村上正俊，ほか．膵性糖尿病の診断と治療．胆と膵 2019; **40**: 1179-1183
6) Woodmansey C, McGovern AP, McCullough KA, et al. Incidence, demographics, and clinical characteristics of diabetes of the exocrine pancreas (type 3c): a retrospective cohort study. Diabetes Care 2017; **40**: 1486-1493（コホート）

第2章
診断

慢性膵炎の診断のための検査法にはどのようなものがあるか？

回答

● 血液尿生化学検査による膵酵素測定，BT-PABA 試験による膵外分泌機能評価，慢性膵炎関連遺伝子異常（*PRSS1* 遺伝子変異・*SPINK1* 遺伝子変異など），腹部単純 X 線，US，EUS，CT，MRI/MRCP，ERCP による画像検査がある．これらを組み合わせて「慢性膵炎臨床診断基準 2019」に則り診断を進める．

解説

　「慢性膵炎臨床診断基準 2019」[1] に則り，臨床症候（血液生化学検査・遺伝子検査を含む）と画像診断を組み合わせることで診断するが，主訴・現病歴から慢性膵炎という疾患を念頭に置いて適切に検査を進める必要がある．

　血中・尿中膵酵素異常は最も簡便な検査法である．慢性膵炎の診断における膵酵素異常とは，膵特性の高い血中酵素が複数回にわたり正常範囲を超えて上昇，あるいは正常下限未満に低下，もしくは尿中膵酵素が連続して複数回にわたり正常範囲を超えて上昇することとされる．なお，進行した慢性膵炎では正常より低値を示すことが多いが，その特異度は 92～98％ と高いものの，感度は 20～32％ と低いことに注意が必要である[2,3]．膵外分泌機能の評価には BT-PABA（*N*-ベンゾイル-L-チロシル-*p*-アミノ安息香酸）試験（PFD 試験）を用いる．6 時間での尿中 PABA 排泄率が 70％ 以下であれば外分泌低下と診断する（複数回の施行が望ましい）．慢性膵炎関連遺伝子異常とは，カチオニックトリプシノーゲン（*PRSS1*）遺伝子の p.R122H 変異や p.N29I 変異，膵分泌性トリプシンインヒビター（*SPINK1*）遺伝子の p.N34S 変異や c.194＋2T＞C 変異などを指す．これは，近年提唱された新しい慢性膵炎の概念「mechanistic definition」[4] による危険因子のアセスメントに基づき，新たに診断基準に加えられている．

　画像検査としては，腹部単純 X 線，腹部超音波検査（US），超音波内視鏡検査（EUS），CT，MRI/膵胆管 MRI 検査（MRCP），内視鏡的逆行性膵胆管造影法（ERCP）で，膵管内の結石・膵全体の石灰化・主膵管の不正な拡張，US または EUS において，膵内の結石または蛋白栓と思われる高エコーなどを描出し診断につなげる．腹部単純 X 線でも CT で確認できる膵石のうち 68％ が診断可能とされていること[5] は理解しておく必要がある．臨床診断基準に記載されている最も簡便な画像検査は US であるが，腹壁脂肪・内臓脂肪や消化管ガスの影響を受けやすいため，観察不十分な場合はほかの画像検査を考慮する．EUS は早期慢性膵炎診断から確診例にいたるまで，その有用性は極めて高い[6]．また，早期慢性膵炎診断においては重要な画像検査であり，臨床診断基準では，①分葉エコー，②点状または索状高エコー，③主膵管境界高エコー，④分枝膵管拡張，の 4 項目のうち 2 項目を認めることが条件となっている．CT は脂肪・消化管ガスといった条件の影響が少なく，客観性が高いため，膵石の評価には極めて有用である．また，膵萎縮の評価にも優れ，臨床診断基準の準確診所見には「CT において主膵管の不規則なびまん性の拡張とともに膵の変形や萎縮」が含まれている．MRI/MRCP に関しては，最近の画像解像度の向上により ERCP と同等の役割が期待されている[7]．臨床診断基準では，確診所見とし

て「MRCP 像における主膵管の不規則な拡張とともに膵全体に不均等に分布する分枝膵管の不規則な拡張」，準確診所見として「膵全体に不均等に分布する分枝膵管の不規則な拡張，主膵管のみの不規則な拡張，蛋白栓のいずれか」，早期慢性膵炎所見として，磁場強度 3.0 テスラでの撮像といった条件付きながら「3 本以上の分枝膵管に不規則な拡張が認められる」があげられている．また，微細な膵管異常や囊胞性病変の有無などを低侵襲的に評価できることも MRI/MRCP の大きな利点である．一方で結石の直接的診断は難しいが，膵管内の透亮像からの間接的な診断は可能である．ERCP は感度特異度とも高い検査法[7]であるが，現在では慢性膵炎診断のみのために行われることは少なく，膵癌との鑑別としての膵液細胞診や膵管狭窄治療のために行われることが多い．しかし，MRCP では診断困難な，「主膵管が膵石や蛋白栓などで閉塞または狭窄している場合，乳頭側の主膵管と分枝膵管の不規則な拡張」については ERCP での評価が求められる．

▌文献▌

1) 日本膵臓学会．慢性膵炎臨床診断基準 2019．膵臓 2019; **34**: 279-281（ガイドライン）
2) Hayakawa T, Kondo T, Shibata T, et al. Enzyme immunoassay for serum pancreatic lipase in the diagnosis of pancreatic diseases. Gastroenterol Jpn 1989; **24**: 556-560（横断）
3) Dominguez-Munoz JE, Pieramino O, Buchler M, et al. Ratios of different serum pancreatic enzymes in the diagnosis and staging of chronic pancreatitis. Digestion 1993; **54**: 231-236（横断）
4) Whitcomb DC, Frulloni L, Garg P, et al. Chronic pancreatitis: an international draft consensus proposal for a new mechanistic definition. Pancreatology 2016; **16**: 218-224（ガイドライン）
5) 春日井政博，税所宏光，山口武人，ほか．膵石灰化からみた慢性膵炎の診断と病態に関する研究．膵臓 1995; **10**: 9-18（横断）
6) Catalano MF, Sahai A, Levy M, et al. EUS-based criteria for the diagnosis of chronic pancreatitis: the Rosemont classification. Gastrointest Endosc 2009; **69**: 1251-1261（ガイドライン）
7) Issa Y, Kempeneers MA, van Santvoort HC, et al. Diagnostic performance of imaging modalities in chronic pancreatitis: a systematic review and meta-analysis. Eur Radiol 2017; **27**: 3820e44（メタ）

第2章　診断

慢性膵炎の診断に病歴聴取，身体診察は有用か？

回答

● 慢性膵炎の診断に病歴聴取，身体診察は有用である．

解説

　慢性膵炎の診断に病歴聴取，身体診察が有用であるという根拠を示すエビデンスレベルの高い論文はない．しかし，慢性膵炎は上腹部痛，背部痛，食欲不振，腹部膨満感，便通異常，便の性状，黄疸，体重減少，口渇・多飲多尿など多様な臨床症状を呈することが多い．症状で最も多いのは腹痛（47.8％）で，症状出現頻度は毎日が18％，週に数回が11％，月に数回が18％，年に数回が27％程度である[1]．また，腹痛を伴う患者の割合は慢性膵炎確診例57％に比べて早期慢性膵炎では90.1％と有意に高く，病期が早いほうが腹痛を伴う患者が多い[2]．また，腹痛，背部痛，食欲不振，悪心・嘔吐，腹部膨満感，腹部重圧感，口渇・多尿，下痢，黄疸，腹部圧痛，腹部抵抗は，いずれもアルコール性慢性膵炎で非アルコール性慢性膵炎より有意に多く認められる（表1）[3,4]．

　本邦の慢性膵炎の疫学調査では，男性で79.1％，女性で37.6％をアルコール性が占め[5]，発症リスクはエタノール換算として用量依存性に増加するため[6]，飲酒歴では飲酒開始年齢，頻度，期間，飲酒の種類と度数を聴取する．喫煙も慢性膵炎の有意な増悪因子であるため[7]，喫煙開始年齢，喫煙本数と継続年数，禁煙時期を聴取する．膵炎関連遺伝子変異による遺伝性素因は慢性膵炎の原因となるため[8]，第一度，第二度近親者の慢性膵炎，膵癌を含む家族歴を聴取する．

表1　アルコール性と非アルコール性慢性膵炎の主要症候の比較（オッズ比）

	アルコール性のオッズ比 / 非アルコール性のオッズ比	95% CI
腹痛	1.66	1.44〜1.92
背部痛	1.66	1.47〜1.87
食欲不振	1.83	1.62〜2.07
悪心・嘔吐	1.31	1.16〜1.48
腹部膨満感	1.45	1.28〜1.65
腹部重圧感	1.47	1.30〜1.67
口渇・多飲	2.42	2.05〜2.85
下痢	1.43	1.23〜1.67
黄疸	1.25	1.05〜1.49
腹部圧痛	1.57	1.39〜1.77
腹部抵抗	1.60	1.40〜1.87

（野田愛司，ほか．臨床医のための膵炎，大槻　眞（監修），現代医療社，2002: p.55-62 [4]より引用）

その他，急性膵炎を含む既往歴，内服歴，食事・睡眠・ストレスなどの生活歴，職歴なども聴取する．

　身体診察として，身体測定（身長，体重，BMI），バイタルサインを測定する．腹痛時には部位と増悪因子のほか，急性増悪として急性膵炎発作を生じることがあるので，苦悶様顔貌，黄疸，腸管蠕動の有無（麻痺性イレウスの有無），腹水の有無，圧痛の部位，腹膜刺激症状などの身体所見を確認する[4]．非代償期では膵外分泌機能不全による体重減少，貧血，腹部ガス増加，サルコペニアなどが出現するため，慢性膵炎の病期による身体所見の違いを念頭に置いて身体診察を行う．

　以上より，慢性膵炎の診断に病歴聴取，身体診察は有用である．

▌文献▌

1) 税所宏光，跡見　裕，大槻　眞，ほか．慢性膵炎の実態調査．厚生労働省特定疾患対策研究事業難治性膵疾患に関する調査研究班平成 12 年度研究報告書，2001: p.42-53（横断）

2) Masamune A, Kikuta K, Nabeshima T, et al. Nationwide epidemiological survey of early chronic pancreatitis in Japan. J Gastroenterol 2017; **52**: 992-1000（コホート）

3) 厚生省特定疾患難治性膵疾患調査研究班．慢性膵炎全国調査集計調査報告書昭和 60 年度研究事業，1986: p.5-21（横断）

4) 野田愛司，伊吹絵里，泉　順子．診断―EBM に基づいたスクリーニングから確定診断へ．臨床医のための膵炎，大槻　眞（監修），現代医療社，東京，2002: p.55-62

5) Masamune A, Kikuta K, Kume K, et al. Nationwide epidemiological survey of chronic pancreatitis in Japan: introduction and validation of the new Japanese diagnostic criteria 2019. J Gastroenterol 2020; **55**: 1062-1071（コホート）

6) Kume K, Masamune A, Ariga H, et al. Alcohol consumption and the risk for developing pancreatitis: a case-control study in Japan. Pancreas 2015; **44**: 53-58（ケースコントロール）

7) Andriulli A, Edoardo B, Piero A, et al. Smoking as a cofactor for causation of chronic pancreatitis: a meta-analysis. Pancreas 2010; **39**: 1205-1210（メタ）

8) Whitcomb DC, Frulloni L, Garg P, et al. Chronic pancreatitis: an international draft consensus proposal for a new mechanistic definition. Pancreatology 2016; **16**: 218-224

第2章　診断

慢性膵炎の診断に血中・尿中膵酵素測定は有用か？

回答

● 慢性膵炎急性増悪期における血中・尿中膵酵素上昇，非代償期における血中膵酵素低下は慢性膵炎の診断に有用である．しかし，正常範囲内であることも多く，慢性膵炎診断の特異度は高いが，感度は高くない．

解説

　「慢性膵炎臨床診断基準 2019」[1] の診断項目 7 項目のなかに血中または尿中膵酵素の異常が含まれる．血中・尿中膵酵素の異常とは，連続して複数回にわたり正常範囲を超えて上昇あるいは低下することと解説されている．

　慢性膵炎代償期は膵外分泌組織が保たれているため，急性増悪により急性膵炎と同様に血中・尿中膵酵素が上昇することがある．早期慢性膵炎における血中膵酵素上昇の割合は 73.5％であった[2]．一方，慢性膵炎は膵外分泌組織の荒廃が進行し外分泌機能不全が生じると，血中アミラーゼやリパーゼは低下傾向を示す．

　慢性膵炎の診断における血中アミラーゼ，リパーゼ，トリプシン異常低値の特異度は 92～98％と高いが，感度は 20～32％と低く[3,4]，軽症の慢性膵炎では異常が認められない[5]．慢性膵炎では血中膵型アミラーゼの測定のほうが総アミラーゼより異常低値を示す率が高い[5~7]．正常な膵臓のエコー像を呈し高アミラーゼ血症を示す 75 例のうち 20 例が，慢性膵炎（早期慢性膵炎に相当）であった[8]．慢性膵炎を石灰化の有無で区別し膵酵素を測定したところ，慢性膵炎の進行に伴い，血清リパーゼが低下したと報告されている[9]．

　血中トリプシン値は，膵外分泌不全では低値を示し[6,10,11]，血中エラスターゼ 1 値も，非代償期の慢性膵炎 43 例中 15 例で低下し，高度な膵外分泌機能不全例では診断に有用と報告されている[12]．

　一方，尿中膵アミラーゼ/尿中クレアチニンは慢性膵炎例で低下することがあるが，その頻度は必ずしも高くない[11]．また，尿中の膵酵素は腎機能の影響を受けるので，注意が必要である．

　以上より，血中・尿中膵酵素の測定は慢性膵炎の診断に有用であり，特異度は高いが感度が低いため，病期により異常値が異なることを理解する必要がある．

文献

1）日本膵臓学会．慢性膵炎臨床診断基準 2019．膵臓 2019; **34**: 279-281（ガイドライン）

2）Masamune A, Nabeshima T, Kikuta K, et al. Prospective study of early chronic pancreatitis diagnosed based on the Japanese diagnostic criteria. J Gastroenterol 2019; **54**: 928-935（コホート）

3）Dominguez-Munoz JE, Pieramino O, Buchler M, et al. Ratios of different serum pancreatic enzymes in the diagnosis and staging of chronic pancreatitis. Digestion 1993; **54**: 231-236（ケースコントロール）

4）Hayakawa T, Kondo T, Shibata T, et al. Enzyme immunoassay for serum pancreatic lipase in the diagnosis of pancreatic diseases. Gastroenterol Jpn 1989; **24**: 556-560（ケースコントロール）

5）日野一成，大海庸世，山本晋一郎，ほか．EIA による血中膵型アミラーゼアイソザイム定量の慢性膵炎診断における臨床的有用性．膵臓 1989; **4**: 59-66（ケースコントロール）

6）Pezzilli R, Talamini G, Gullo L. Behavior of serum pancreatic enzyme in chronic pancreatitis. Dig Liver

Dis 2000; **32**: 233-237（ケースコントロール）

7) Ventrucci M, Gullo L, Daniele C, et al. Comparative study of serum pancreatic isoamylase, lipase, and trypsin-like immunoreactivity in pancreatic disease. Digestion 1983; **28**: 114-121（ケースコントロール）

8) Pezzilli R, Morselli-Labate M, Casadei T, et al. Chronic asymptomatic pancreatic hyperenzymemia is a benign condition in only half of the cases: a prospective study. Scand J Gastroenterol 2009; **44**: 888-893（ケースコントロール）

9) Oh HC, Kwon CI, El Hajj II, et al. Low serum pancreatic amylase and lipase values are simple and useful predictor to diagnose chronic pancreatitis. Gut Liver 2017; **11**: 878-883（ケースコントロール）

10) 成瀬　達. 診断基準の解説—4. 膵酵素. 膵臓 2009; **24**: 666-670

11) Berk JE, Ayulo JA, Fridhandker L. Value of pancreatic-type isoamylase assay as an index of pancreatic insufficiency. Dig Dis Sci 1979; **24**: 6-10（ケースコントロール）

12) Gullo L, Ventrucci M, Pezzilli R, et al. Diagnostic value of serum elastase 1 in pancreatic disease. Br J Surg 1987; **74**: 44-47（ケースコントロール）

第2章　診断

慢性膵炎の診断に胸・腹部 X 線撮影は有用か？

回答

● 胸・腹部 X 線撮影は石灰化を伴う慢性膵炎を診断できる可能性があるが，診断における有用性は限定的である．

解説

胸・腹部 X 線撮影は非侵襲的で簡便に検査ができ，X 線陽性膵石の診断が可能である（図 1）．また，慢性膵炎の結石の経過観察や結石の出現に対しても，費用対効果から有用である．正面のみの腹部 X 線では膵石と特定するのが難しい場合もあり，正面と左右斜位の 3 方向の撮影が有用である[1~3]．慢性膵炎における膵石灰化率は 17~60.8％とされるため腹部 X 線のみで診断可能な症例はこれより少ない[3~6]．現在最も石灰化に診断能の高い X 線 CT で確認できる膵石のうち 68％が腹部 X 線で指摘可能とされ[7]，膵石症すなわち石灰化慢性膵炎の診断には有用な検査と位置づけられる．なお，腹部 X 線では非石灰化慢性膵炎の診断は困難である．

胸部 X 線撮影は慢性膵炎の急性増悪などで膵管や膵嚢胞病変が破綻し，胸腔内に膵液成分が漏出すると胸水と判断することは可能である．しかし，慢性膵炎を直接的に診断することは困難である．

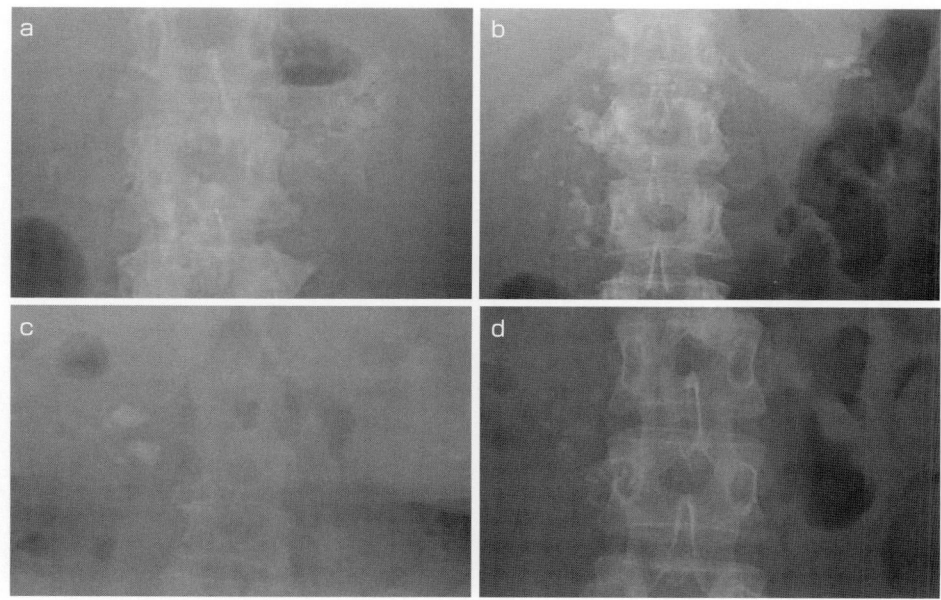

図 1　腹部 X 線
　　a：びまん性小結石
　　b：びまん性混合結石
　　c：限局性大結石
　　d：限局性小結石

■ 文献 ■

1) Ammann RW, Muench R, Otto R, et al. Evolution and pancreatic calcification in chronic pancreatitis: a prospective long-term study of 107 patients. Gastroenterology 1988; **95**: 1018-1028（コホート）

2) Bank S, Chow KW. Diagnostic tests in chronic pancreatitis. Gastroenterologist 1994; **2**: 224-232（ケースシリーズ）

3) Ammann RW, Akovbiantz A, Largiader F, et al. Course and outcome of chronic pancreatitis: longitudinal study of a mixed medical-surgical series of 245 patients. Gastroenterology 1984; **84**: 820-828（コホート）

4) Lankisch PG, Otto J, Erkelenz I, et al. Pancreatic calcifications: no indictor of severe exocrine pancreatic insufficiency. Gastroenterology 1986; **90**: 617-621（ケースシリーズ）

5) Cavallini G, Talamini G, Vaona B, et al. Effect of alcohol and smoking on pancreatic lithogenesis in the course of chronic pancreatitis. Pancreas 1994; **9**: 42-46（コホート）

6) Hacken JB, Baer JW. Calcification within the duct of Wirsung in calcific pancreatitis. Gastrointest Radiol 1978; **3**: 173-180（ケースシリーズ）

7) 春日井政博，税所宏光，山口武人，ほか．膵石灰化からみた慢性膵炎の診断と病態に関する研究．膵臓 1995; **10**: 9-18（横断）

慢性膵炎の診断に腹部超音波検査（US）は有用か？

回答

● 腹部超音波検査（US）は結石診断や膵管拡張，膵萎縮の診断において有用である．しかし，被験者の身体的条件により観察が困難であることも少なくない．なお，早期慢性膵炎診断における有用性は明らかではない．

■ 解説 ■

　「慢性膵炎臨床診断基準 2019」[1] において，腹部超音波検査（US）で診断可能な項目としては，確診所見の「膵管内の結石，膵全体に分布する複数ないしびまん性の石灰化」（図1），準確診所見の「膵内の結石または蛋白栓と思われる高エコー，または主膵管の不規則な拡張を伴う膵の変形や萎縮」があげられる．すなわち，US の役割はこれらの異常を描出し評価することである．しかしながら，US は腹壁脂肪・内臓脂肪や消化管ガスの影響を受けやすく，また，慢性膵炎では長期にわたる炎症の持続により膵臓は萎縮するため，余計にみえにくくなる．システマティックレビューによる解析[2] では，感度は 67％（95％CI 53〜78％）であり，その他の画像診断法と比較しても明らかに低い．観察不十分な例ではほかの画像検査を検討しなくてはならない．

　Engiom ら[3] は US 診断能を上げる新たな試みを報告している．US で観察される膵管所見（結石・拡張/口径不同・分枝膵管拡張・主膵管壁境界高エコー）と実質所見（石灰化・嚢胞・点状高エコー・索状高エコー・分葉エコー）を，EUS による慢性膵炎診断基準である Rosemont 分類[4] にならって各所見の重み付けを行い US の診断能を再評価したところ，感度 81％（95％CI 69〜91％），特異度 97％（95％CI 90〜100％）とこれまでの報告に比して向上することを明らかにした．一方，早期慢性膵炎に対する US の診断については被験者の身体的条件および観察者のス

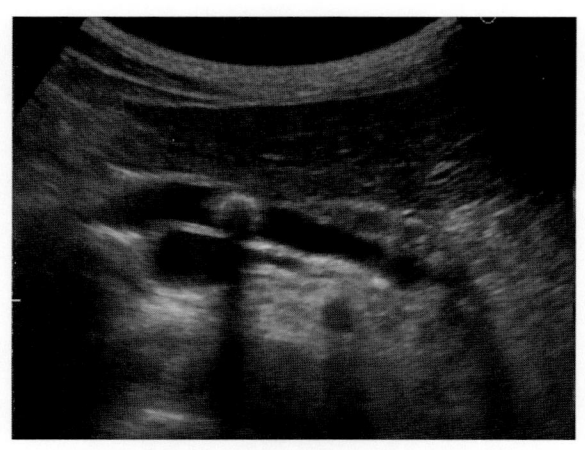

図1　拡張した膵管内に音響陰影を伴う結石が確認できる

キル，使用機器の違いなどから結果のばらつきが大きいため，その有用性は確立されていない．これらの点に鑑み，「慢性膵炎臨床診断基準 2019」においては，US 所見は早期慢性膵炎診断基準からは外されている．しかし，早期慢性膵炎患者を拾い上げるという観点からは，間接的ながら診断に寄与する可能性はある．US で Rosemont 分類に記載されている所見を 2 項目以上認めた場合，その 86％の患者で同時期に施行した EUS で早期慢性膵炎の EUS 所見を認め，特にUS で分葉エコーを認めた場合は全例で EUS でも同所見が観察されたとの報告もある[5]．

　近年では，膵硬度を測定できる超音波エラストグラフィを併用することで，US による慢性膵炎診断能を向上させるといった報告がみられる[6]．超音波エラストグラフィは用手圧迫などにより外部から振動エネルギーを組織に加え，それによって生じた歪みや波動を測定することにより組織の弾性（硬さ）を測定する新たな診断技術である．体表からの shear wave elastography によって得られる膵硬度は，慢性膵炎の進行度に相関するとの報告[7]もあり，今後の更なる検討が望まれる．

文献

1) 日本膵臓学会．慢性膵炎臨床診断基準 2019．膵臓 2019; **34**: 279-281（ガイドライン）
2) Issa Y, van Santvoort HC, Fockens P, et al. Diagnosis and treatment in chronic pancreatitis: an international survey and case vignette study. HPB (Oxford) 2017; **19**: 978-985（横断）
3) Engjom T, Sangnes DA, Havre RF, et al. Diagnostic accuracy of transabdominal ultrasound in chronic pancreatitis. Ultrasound Med Biol 2017; **43**: 735-743（ケースコントロール）
4) Catalano MF, Sahai A, Levy M, et al. EUS-based criteria for the diagnosis of chronic pancreatitis: the Rosemont classification. Gastrointest Endosc 2009; **69**: 1251-1261（ガイドライン）
5) 星　恒輝，入澤篤志，斉藤暁子，ほか．慢性膵炎診療における体外式超音波検査の意義．胆と膵 2015; **36**: 673-678（ケースシリーズ）
6) Uchida H, Hirooka Y, Itoh A, et al. Feasibility of tissue elastography using transcutaneous ultrasonography for the diagnosis of pancreatic diseases. Pancreas 2009; **38**: 17-22（横断）
7) Kuwahara T, Hirooka Y, Kawashima H, et al. Usefulness of shear wave elastography as a quantitative diagnosis of chronic pancreatitis. J Gastroenterol Hepatol 2018; **33**: 756-761（横断）

第2章　診断

慢性膵炎の診断にコンピューター断層撮影法（CT）は有用か？

回 答

● 慢性膵炎の診断にコンピューター断層撮影法（CT）は有用である.

解説

　腹部コンピューター断層撮影法（CT）は，個々の体型や消化管ガスに左右されず，腹部全体の情報を短時間に得ることができる画像診断法である．近年，multidetector-row CT（MDCT）の普及に伴い，短時間で正確に様々な疾患の診断が可能になった[1].慢性膵炎が疑われる症例に対して，腹部 CT は積極的に行われる画像診断である[2,3].

　慢性膵炎臨床診断基準では，確診所見における「a. 膵管内の結石」（図 1a）「b. 膵全体に分布する複数ないしびまん性の石灰化」（図 1b, c）と準確診所見における「主膵管の不規則なびまん性の拡張とともに膵の変形や萎縮」（図 1d）を同定する必要がある[4].腹部 CT は，膵石灰化の程度と範囲診断のほかに，膵全体の大きさ，辺縁の形態，囊胞の有無を描出することに優れており[5~7]，慢性膵炎の画像診断に欠かすことのできないモダリティである．慢性膵炎の画像診断に関する国際ガイドラインにおいても，腹部 CT は最初に行われる画像診断として推奨さ

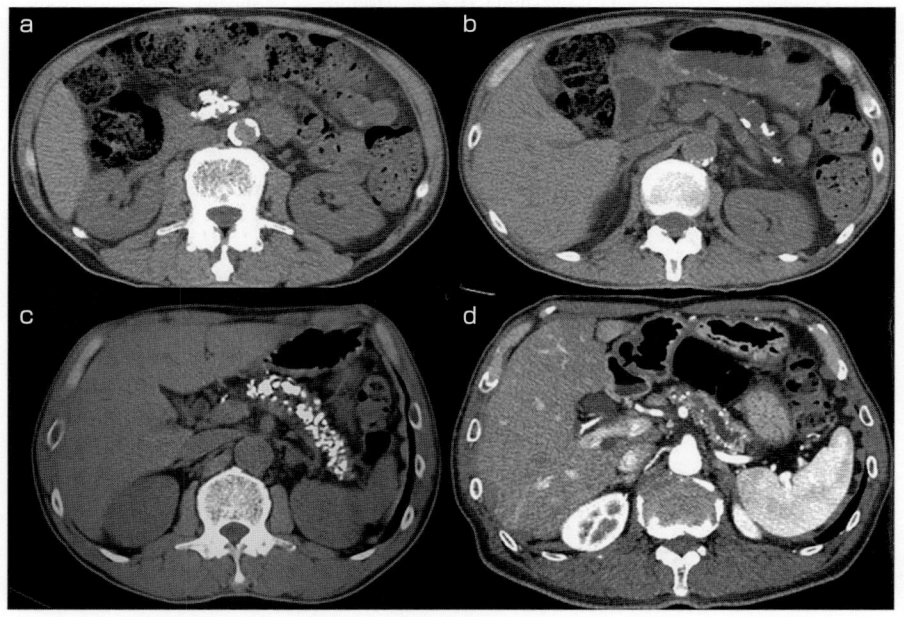

図 1　腹部 CT 像

　a：びまん性混合結石
　b，c：びまん性小結石
　d：主膵管の不規則な拡張と不規則な凹凸を示す膵辺縁が認められる.

れている[8].

　Buscail らは，慢性膵炎の診断における超音波内視鏡（endoscopic ultrasonography：EUS）の有用性の報告において，腹部 CT の診断能は EUS には劣るものの，膵実質の描出能は 98～100%（EUS 93～100%），石灰化の描出能は 92%（EUS 100%），全体の所見を含めた腹部 CT の慢性膵炎診断の感度は 75%（EUS 88%），特異度は 95%（EUS 100%）と腹部 CT の診断能が優れていることを報告した[9]．その他の検討においても，腹部 CT の慢性膵炎診断の感度 74～91%，特異度は 78～85%と高い診断能が報告されている[10,11]．慢性膵炎の診断能を比較した各種画像診断のシステマティックレビューにおいても，腹部 CT の感度は 75%（95%CI 66～83%），特異度は 91%（95%CI 81～96%）と優れた診断能が示された[12]．

　また，39 例の慢性膵炎症例について，複数の放射線科医によって Cambridge 分類に基づいた CT の読影が行われた際の interobserver variation を調査したところ，高い相同性が認められ，診断時のばらつきが少ないことも示されている[13]．

　しかし，慢性膵炎の主膵管の変化は CT の横断像で捉えることが難しい症例もあり，MRI なども合わせて診断する必要がある[8]．

　また，早期慢性膵炎が疑われる場合には，膵実質の微細な変化を捉えることが難しいことから CT による診断は困難であり[8]，EUS による評価を加えるべきである[4]．さらに CT 検査では，放射線の被曝やヨード造影剤のアレルギーに注意を払う必要がある．

文献

1) Tunaci M. Multidetector row CT of the pancreas. Eur J Radiol 2004; **52**: 18-30（ケースシリーズ）
2) Kim DH, Pickhardt PJ. Radiologic assessment of acute and chronic pancreatitis. Surg Clin North Am 2007; **87**: 1341-1358（ケースシリーズ）
3) Luetmer PH, Stephens DH, Ward EM. Chronic pancreatitis: reassessment with current CT. Radiology 1989; **171**: 353-357（ケースシリーズ）
4) 日本膵臓学会．慢性膵炎臨床診断基準 2019．膵臓 2019; **34**: 279-281（ガイドライン）
5) 春日井政博，税所宏光，山口武人．膵石灰化からみた慢性膵炎の診断と病態に関する研究．膵臓 1995; **10**: 9-18（ケースシリーズ）
6) De Backer AI, Mortelé KJ, Ros RR, et al. Chronic pancreatitis: diagnostic role of computed tomography and magnetic resonance imaging. JBR-BTR 2002; **85**: 304-310
7) Luetmer PH, Stephens DH, Ward EM. Chronic pancreatitis: reassessment with current CT. Radiology 1989; **171**: 353-357（ケースシリーズ）
8) Frøkjær JB, Akisik F, Farooq A, et al. Guidelines for the diagnostic cross sectional imaging and severity scoring of chronic pancreatitis. Pancreatology 2018; **18**: 764-773（ガイドライン）
9) Buscail L, Escourrou J, Moreau J, et al. Endoscopic ultrasonography in chronic pancreatitis: a comparative prospective study with conventional ultrasonography, computed tomography, and ERCP. Pancreas 1995; **10**: 251-257（ケースシリーズ）
10) Rösch T, Schusdziarra V, Born P, et al. Modern imaging methods versus clinical assessment in the evaluation of hospital in-patients with suspected pancreatic disease. Am J Gastroenterol 2000; **95**: 2261-2270（ケースシリーズ）
11) Manfredi R, Brizi MG, Masselli G, et al. Imaging of chronic pancreatitis. Rays 2001; **26**: 143-149（ケースシリーズ）
12) Issa Y, Kempeneers MA, van Santvoort HC, et al. Diagnostic performance of imaging modalities in chronic pancreatitis: a systematic review and meta-analysis. Eur Radiol 2017; **27**: 3820-3844（メタ）
13) Tirkes T, Shah ZK, Takahashi N, et al. Inter-observer variability of radiologists for Cambridge classification of chronic pancreatitis using CT and MRCP: results from a large multi-center study. Abdom Radiol (NY) 2020; **45**: 1481-1487（コホート）

慢性膵炎の診断に内視鏡的逆行性膵胆管造影法（ERCP）は有用か？

回 答

● 慢性膵炎の診断に ERCP は有用であるが，適応を慎重に検討したうえで行う必要がある．

解説

　内視鏡的逆行性膵胆管造影法（endoscopic retrograde cholangiopancreatography：ERCP）は，胆膵疾患の診断や治療における内視鏡手技として確立されているが，慢性膵炎の診断に用いられる場合には，その病期を念頭に施行される必要がある．

　「慢性膵炎臨床診断基準 2019」の確診所見における膵管の状態は，「主膵管の不規則な拡張とともに膵全体に不均等に分布する分枝膵管の不規則な拡張」（図 1a，b）と「主膵管が膵石や蛋白栓などで閉塞または狭窄している場合，乳頭側の主膵管と分枝膵管の不規則な拡張」とされ，比較的進行した慢性膵炎の状態が想定されている[1]．ERCP による慢性膵炎の診断能は，感度は70～90％，特異度は89～100％とされ，腹部超音波検査や腹部 CT 検査などと比較し良好であった[2~5]．しかし，これらは過去の検討が多く，CT や MRI，超音波内視鏡などほかの画像診断法を用いても（BQ 2-4，BQ 2-5，BQ 2-6，CQ 2-1，CQ 2-2），膵管や膵実質の変化から慢性膵炎を診断することは可能である．むしろ，ERCP には膵管狭窄部の病理学的検索が可能である優位性があり，膵癌と慢性膵炎の鑑別診断における役割が大きい．膵癌の膵管擦過細胞診および膵管生検の診断能は，33～84.7％と高くはないが[6~11]，近年内視鏡的経鼻膵管ドレナージ（endoscopic naso-pancreatic drainage：ENPD）を用いた膵癌の早期診断における有用性が期待されている[12]．

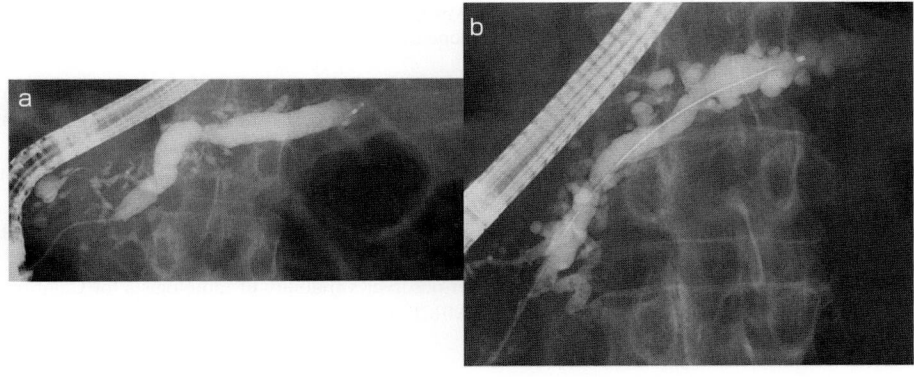

図1　慢性膵炎確診例
　　a，b：膵全体に認められる主膵管の不整な拡張と不均等に分布する不均一かつ不規則な分枝の拡張．

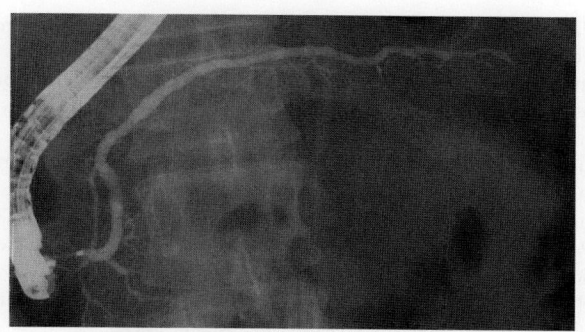

図2　早期慢性膵炎
体尾部の分枝膵管の不規則な拡張が認められる.

　一方，ERCP は主膵管狭窄の診断のみならず分枝膵管を明瞭に描出することが可能であることから，比較的早期の慢性膵炎の診断にも有用とされている（図2）[13]. Vitale らは，慢性膵炎の切除例の検討から，ERCP における分枝膵管の変化と膵実質の組織学的所見に相関がみられることを報告した[14]. 「慢性膵炎臨床診断基準 2019」における早期慢性膵炎の診断基準においても，「3 本以上の分枝膵管に不規則な拡張が認められる」という分枝膵管の所見が記載されており，ERCP は，早期慢性膵炎の診断に重要である[1]. しかし，ERCP は偶発症の危険性を有し，特に ERCP 後膵炎の発症率は 2.6〜15.1％と報告されている[15〜19]. 早期慢性膵炎の診断においても，症状などとともに超音波内視鏡の所見を中心に行われる場合が多く，偶発症の観点からも ERCP が積極的に施行されることは少ない. ERCP は慢性膵炎の治療目的に行われることが一般的であり，診断における ERCP は，利点と危険性を考慮したうえで，施行されるべきである.

文献

1) 日本膵臓学会. 慢性膵炎臨床診断基準 2019. 膵臓 2019; **34**: 279-281（ガイドライン）
2) Buscail L, Escourrou J, Moreau J, et al. Endoscopic ultrasonography in chronic pancreatitis: a comparative prospective study with conventional ultrasonography, computed tomography, and ERCP. Pancreas 1995; **10**: 251-257（ケースシリーズ）
3) Rösch T, Schusdziarra V, Born P, et al. Modern imaging methods versus clinical assessment in the evaluation of hospital in-patients with suspected pancreatic disease. Am J Gastroenterol 2000; **95**: 2261-2270（ケースシリーズ）
4) Venu RP, Brown RD, Halline AG. The role of endoscopic retrograde cholangiopancreatography in acute and chronic pancreatitis. J Clin Gastroenterol 2002; **34**: 560-568（ケースシリーズ）
5) Lehman GA. Role of ERCP and other endoscopic modalities in chronic pancreatitis. Gastrointest Endosc 2002; **56** (6 Suppl): S237-S240（ケースシリーズ）
6) Kameya S, Kuno N, Kasugai T. The diagnosis of pancreatic cancer by pancreatic juice cytology. Acta Cytol 1981; **25**: 354-360（ケースシリーズ）
7) Mitchell ML, Carney CN. Cytologic criteria for the diagnosis of pancreatic carcinoma. Am J Clin Pathol 1985; **83**: 171-176（ケースシリーズ）
8) Sawada Y, Gonda H, Hayashida Y. Combined use of brushing cytology and endoscopic retrograde pancreatography for the early detection of pancreatic cancer. Acta Cytol 1989; **33**: 870-874（ケースシリーズ）
9) Ryan ME. Cytologic brushings of ductal lesions during ERCP. Gastrointest Endosc 1991; **37**: 139-142（ケースシリーズ）
10) Nakaizumi A, Tatsuta M, Uehara H, et al. Cytologic examination of pure pancreatic juice in the diagnosis of pancreatic carcinoma: the endoscopic retrograde intraductal catheter aspiration cytologic technique. Cancer 1992; **70**: 2610-2614（ケースシリーズ）

11) McGuire DE, Venu RP, Brown RD, et al. Brush cytology for pancreatic carcinoma: an analysis of factors influencing results. Gastrointest Endosc 1996; **44**: 300-304 (ケースシリーズ)

12) Iiboshi T, Hanada K, Fukuda T, et al. Value of cytodiagnosis using endoscopic nasopancreatic drainage for early diagnosis of pancreatic cancer: establishing a new method for the early detection of pancreatic carcinoma in situ. Pancreas 2012; **41**: 523-529 (ケースシリーズ)

13) Sahai AV, Zimmerman M, Aabakken L, et al. Prospective assessment of the ability of endoscopic ultrasound to diagnose, exclude, or establish the severity of chronic pancreatitis found by endoscopic retrograde cholangiopancreatography. Gastrointest Endosc 1998; **48**: 18-25 (ケースシリーズ)

14) Vitale GC, Davis BR, Zavaleta C, et al. Endoscopic retrograde cholangiopancreatography and histopathology correlation for chronic pancreatitis. Am Surg 2009; **75**: 649-653 (ケースシリーズ)

15) Cheng CL, Sherman S, Watkins JL, et al. Risk factors for post-ERCP pancreatitis: a prospective multicenter study. Am J Gastroenterol 2006; **101**: 139-147 (ケースシリーズ)

16) Freeman ML, DiSario JA, Nelson DB, et al. Risk factors for post-ERCP pancreatitis: a prospective, multicenter study. Gastrointest Endosc 2001; **54**: 425-434 (ケースシリーズ)

17) Testoni PA, Mariani A, Giussani A, et al. Risk factors for post-ERCP pancreatitis in high- and low-volume centers and among expert and non-expert operators: a prospective multicenter study. Am J Gastroenterol 2010; **105**: 1753-1761 (ケースシリーズ)

18) Zhou W, Li Y, Zhang Q, et al. Risk factors for postendoscopic retrograde cholangiopancreatography pancreatitis: a retrospective analysis of 7,168 cases. Pancreatology 2011; **11**: 399-405 (横断)

19) Testoni PA, Mariani A, Giussani A, et al. Risk factors for post-ERCP pancreatitis in high- and low-volume centers and among expert and non-expert operators: a prospective multicenter study. Am J Gastroenterol 2010; **105**: 1753-1761 (横断)

CQ 2-1　(4) 画像検査

慢性膵炎の診断に腹部 MRI/MRCP は推奨されるか？

推奨

● 腹部 MRI/MRCP は慢性膵炎の診断に有用であり，行うことを提案する．
【推奨の強さ：**弱**（合意率 100%），エビデンスレベル：**B**】

解説

「慢性膵炎臨床診断基準 2019」[1] における膵胆管 MRI 検査（MRCP）を用いた画像診断については，確診所見として「主膵管の不規則な拡張とともに膵全体に不均等に分布する分枝膵管の不規則な拡張」，準確診所見として「膵全体に不均等に分布する分枝膵管の不規則な拡張，主膵管のみの不規則な拡張，蛋白栓のいずれか」，また，早期慢性膵炎所見としては，磁場強度 3.0 テスラでの撮像といった条件付きながらも「3 本以上の分枝膵管に不規則な拡張が認められる」とされている．近年の MRI 機器の進歩に伴う MRCP 解像度の向上により，この診断基準では MRCP の位置づけが内視鏡的逆行性膵胆管造影検査（ERCP）とほぼ同等となっている．

MRCP の慢性膵炎診断能は以前から感度 87.7%，特異度 94.0% と高いことが示されていたが[2]，近年においては ERCP との良好な診断的相関も示されている[3]．最近のメタアナリシスにおいては，慢性膵炎診断能は感度 78%，特異度 96% と ERCP とほぼ同等の診断能を有するとされている[4]．また，早期慢性膵炎診断におけるセクレチン負荷 MRCP の高い診断能が示されているほか，外分泌機能評価にもその有用性が報告されている[5~7]（本邦ではセクレチン入手は困難）．さらには，ERCP やほかの画像診断では評価が難しい限局性またはびまん性膵萎縮や嚢胞性変化など実質変化についての評価もできる[4]．本検査法の非侵襲性を考慮してもその有用性は高く，早期も含む慢性膵炎が疑われる場合は積極的な MRI/MRCP の施行が望まれる．また，MRI は CT よりも組織コントラストが高いため，T1-MRI や拡散強調画像[8]，または造影 MRI での実質増強パターンなどにより，膵実質の線維化評価も可能とされる．現在研究が進められている T1 mapping や MR エラストグラフィ[9,10] なども含め，線維化評価に関する診断的価値は今後さらに上昇する可能性は高い．

一方で，膵石診断に関しては CT が優れており，MRI/MRCP での直接的な診断は困難である．しかし，主膵管や分枝膵管内の透亮像からの間接的な診断は可能であり，90% を超える高い診断能が報告されている[11]．一方，分枝膵管の結石や主膵管の小さな結石は透亮像としてみられない場合もあるため注意が必要である[12]．

なお，MRI/MRCP は膵癌や膵嚢胞性腫瘍との鑑別にも有用であり[13,14]，膵癌との鑑別が困難な慢性膵炎の診断においてはこの観点からも有用性は高い．

文献

1)　日本膵臓学会．慢性膵炎臨床診断基準 2019．膵臓 2019; **34:** 279-281（ガイドライン）
2)　Adamek HE, Albert J, Breer H, et al. Pancreatic cancer detection with magnetic resonance cholangio-pancreatography and endoscopic retrograde cholangiopancreatography: a prospective controlled study. Lancet 2000; **356:** 190-193（ケースコントロール）

3) Pungpapong S, Wallace MB, Woodward T, et al. Accuracy of endoscopic ultrasonography and magnetic resonance cholangiopancreatography for the diagnosis of chronic pancreatitis: a prospective comparison study. J Clin Gastroenterol 2007; **41**: 88-93（ケースコントロール）

4) Issa Y, Kempeneers MA, van Santvoort HC, et al. Diagnostic performance of imaging modalities in chronic pancreatitis: a systematic review and meta-analysis. Eur Radiol 2017; **27**: 3820-3844（メタ）

5) Madzak A, Olesen SS, Wathle GK, et al. Secretin-stimulated magnetic resonance imaging assessment of the benign pancreatic disorders: systematic review and proposal for a standardized protocol. Pancreas 2016; **45**: 1092-1103（メタ）

6) Trikudanathan G, Walker SP, Munigala S, et al. Diagnostic performance of contrast-enhanced MRI with secretin-stimulated MRCP for non-calcific chronic pancreatitis: a comparison with histopathology. Am J Gastroenterol 2015; **110**: 1598-1606（横断）

7) Sandrasegaran K, Tahir B, Barad U, et al. The value of secretin-enhanced MRCP in patients with recurrent acute pancreatitis. Am J Roentgenol 2017; **208**: 315-321（横断）

8) Akisik MF, Aisen AM, Sandrasegaran K, et al. Assessment of chronic pancreatitis: utility of diffusion-weighted MR imaging with secretin enhancement. Radiol 2009; **250**: 103-109（横断）

9) Tirkes T, Lin C, Fogel EL, et al. T1 mapping for diagnosis of mild chronic pancreatitis. J Magn Reson Imaging 2017; **45**: 1171-1176（横断）

10) Shi Y, Glaser KJ, Venkatesh SK, et al. Feasibility of using 3D MR elastography to determine pancreatic stiffness in healthy volunteers. J Magn Reson Imaging 2015; **41**: 369-375（横断）

11) Hekimoglu K, Ustundag Y, Dusak A, et al. MRCP vs. ERCP in the evaluation of biliary pathologies: review of current literature. J Dig Dis 2008; **9**: 162-169（メタ）

12) Sugiyama M, Haradome H, Atomi Y. Magnetic resonance imaging for diagnosing chronic pancreatitis. J Gastroenterol 2007; **42** (Suppl 17): 108-112（横断）

13) Kang KM, Lee JM, Yoon JH, et al. Intravoxel incoherent motion diffusion-weighted MR imaging for characterization of focal pancreatic lesions. Radiology 2014; **270**: 444-453（横断）

14) Boninsegna E, Manfredi R, Negrelli R, et al. Pancreatic duct stenosis: differential diagnosis between malignant and benign conditions at secretin-enhanced MRCP. Clin Imaging 2017; **41**: 137-143（横断）

CQ 2-2　　　　　　　　　　　　　　　　　　　　　　（4）画像検査

慢性膵炎の診断に超音波内視鏡（EUS）は推奨されるか？

推奨

● EUS は膵実質や膵管形態を詳細に観察することができるため慢性膵炎・早期慢性膵炎の診断に有用であり，行うことを提案する．

【推奨の強さ：弱（合意率 100%），エビデンスレベル：B】

■ 解説 ■

　超音波内視鏡（EUS）は高解像度で至近距離から膵臓を観察するため，慢性膵炎画像確診所見である「膵管内の結石」「膵全体に分布する複数ないしびまん性石灰化」だけでなく，準確診所見である「膵内の結石または蛋白栓と思われる高エコー，または主膵管の不規則な拡張を伴う膵の変形や萎縮」を詳細に観察することができ，その診断感度は80〜88%，特異度は65〜100%とされる[1,2]．また，膵管のみならず膵の実質変化も詳細に観察することができるため，より早期での慢性膵炎変化の診断が可能である[2,3]．一方，早期慢性膵炎診断においては，その gold standard が明確でないことや EUS 診断における観察者間の不一致などの問題[4] が指摘されていたが，手術標本との比較や動物実験などの検討により，EUS 診断の妥当性については概ね認識されてきている[5~7]．

　EUS による慢性膵炎診断に関しては，2009 年にエキスパート オピニオンを基礎として提唱された Rosemont 分類が広く用いられている[8]．各所見はその重みから major A，major B，minor に分類され，その所見数により「consistent with chronic pancreatitis」，「suggestive for chronic pancreatitis」，「indeterminant for chronic pancreatitis」，「normal」に分類される．ここで取り上げられている各 EUS 診断項目は，慢性膵炎の危険因子からみた検討においてもその妥当性が示されている[9]．また，Issa らによる慢性膵炎に対する各種画像診断法の診断精度に関するシステマティックレビューでは，EUS の診断感度は81%（95%CI 70〜89%），特異度は90%（95%CI 82〜95%）とされ，ERCP/CT/MRI と同等の診断能を有していることが示されている[10]．

　本邦における「慢性膵炎臨床診断基準 2009」[11] では，この Rosemont 分類を参考に，早期慢性膵炎診断における 7 項目の EUS 所見が選定された．その後，診断基準の妥当性の検証として多施設前方視的検討が行われ，この基準で早期慢性膵炎と診断された症例の 5% 程度が確実な慢性膵炎に進展することが明らかになった[12]．このことは，早期慢性膵炎診断における EUS 所見の妥当性を示している．しかしながら，この基準に基づいて診断された早期慢性膵炎は，女性の比率が高い・特発性が多い・平均発症年齢がより高齢であるなど，慢性膵炎確診・準確診の臨床像と異なっており，確診・準確診に進行するという意味での，"真"の早期慢性膵炎を十分な感度と特異度をもって拾い上げられていない可能性が示唆された．さらには近年，慢性膵炎は機械論的に進行するといった考えに基づく「mechanistic definition」と呼ばれる新しい定義[13,14] が提唱されたことも相まって，2019 年に臨床診断基準が改訂された．この「慢性膵炎臨床診断基準 2019」[15] では，旧基準における早期慢性膵炎の EUS 所見 7 項目について，EUS 診断の特異度を上げる目的で近似した所見をひとまとめとし，①分葉エコー，②点状または索状高エコー，

第2章　診断

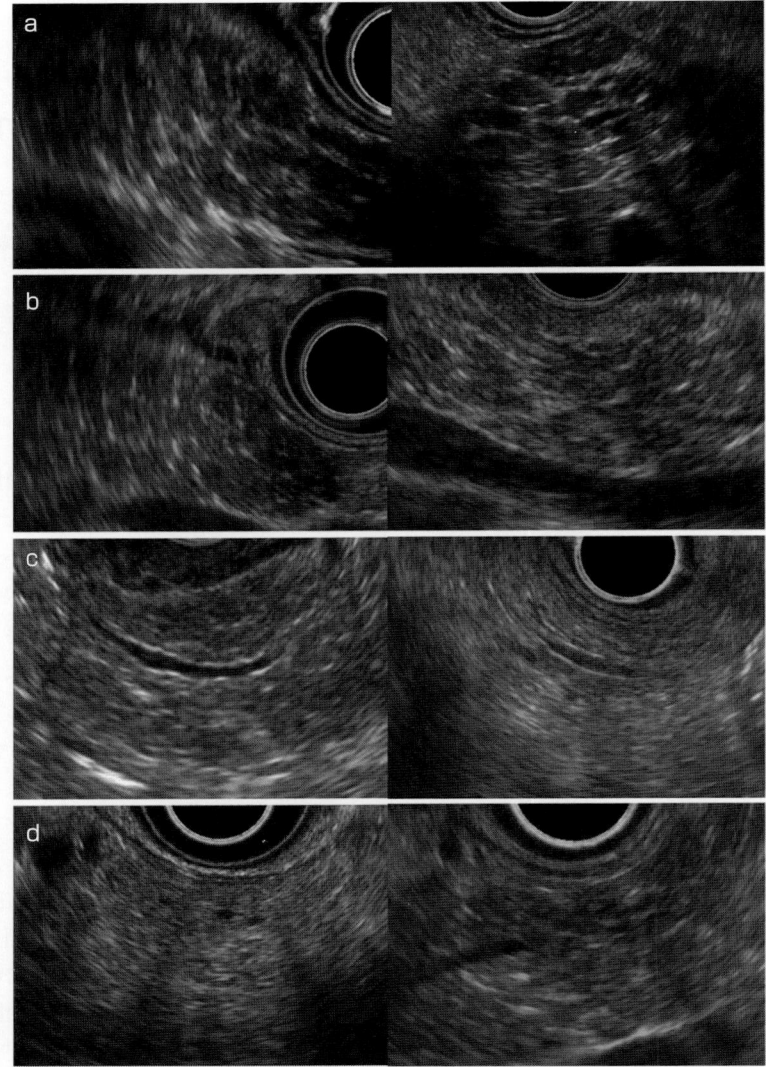

図1　EUS像
　　a：分葉エコー
　　b：点状または索状高エコー
　　c：主膵管境界高エコー
　　d：分枝膵管拡張

③主膵管境界高エコー，④分枝膵管拡張，の4項目が設定された（図1）．以上の4項目のうち，①または②を含む2項目以上を認め，臨床診断項目を満たすものを早期慢性膵炎と診断すると定められている．なお，近年ではEUS-elastographyによる膵硬度を評価し，早期慢性膵炎診断につなげる検討がなされている[16]．この方法はBモード観察でEUS異常所見がみられた際の客観的なサポートになりうる可能性がある．

■文献■

1) Sahai AV, Zimmerman M, Aabakken L, et al. Prospective assessment of the ability of endoscopic ultrasound to diagnose, exclude, or establish the severity of chronic pancreatitis found by endoscopic retrograde cholangiopancreatography. Gastrointest Endosc 1998; **48**: 18-25（横断）

2) Catalano MF, Lahoti S, Geenen JE, et al. Prospective evaluation of endoscopic ultrasonography, endoscopic retrograde pancreatography, and secretin test in the diagnosis of chronic pancreatitis. Gastrointest Endosc 1998; **48**: 11-17（横断）

3) Wiersema MJ, Hawes RH, Lehman GA, et al. Prospective evaluation of endoscopic ultrasonography and endoscopic retrograde cholangiopancreatography in patients with chronic abdominal pain of suspected pancreatic origin. Endoscopy 1993; **25**: 555-564（コホート）

4) Lieb JG 2nd, Palma DT, Garvan CW, et al. Intraobserver agreement among endosonographers for endoscopic ultrasound features of chronic pancreatitis: a blinded multicenter study. Pancreas 2011; **40**: 177-180（横断）

5) Irisawa A, Mishra G, Hernandez LV, et al. Quantitative analysis of endosonographic parenchymal echogenicity in patients with chronic pancreatitis. J Gastroenterol Hepatol 2004; **19**: 1199-1205（横断）

6) Albashir S, Bronner MP, Parsi MA, et al. Endoscopic ultrasound, secretin endoscopic pancreatic function test, and histology: correlation in chronic pancreatitis. Am J Gastroenterol 2010; **105**: 2498-2503（ケースコントロール）

7) Bhutani MS, Ahmed I, Verma D, et al. An animal model for studying endoscopic ultrasound changes of early chronic pancreatitis with histologic correlation: a pilot study. Endoscopy 2009; **41**: 352-326（横断）

8) Catalano MF, Sahai A, Levy M, et al. EUS-based criteria for the diagnosis of chronic pancreatitis: the Rosemont classification. Gastrointest Endosc 2009; **69**: 1251-1261（ガイドライン）

9) Yamabe A, Irisawa A, Bhutani MS, et al. Validity of endoscopic ultrasound findings of chronic pancreatitis: evaluation from the viewpoint of disease risk factors. Digestion 2021; **102**: 289-297（横断）［検索期間外文献］

10) Issa Y, Kempeneers MA, van Santvoort HC, et al. Diagnostic performance of imaging modalities in chronic pancreatitis: a systematic review and meta-analysis. Eur Radiol 2017; **27**: 3820-3844（メタ）

11) 厚生労働省難治性膵疾患に関する調査研究班，日本膵臓学会，日本消化器病学会．慢性膵炎臨床診断基準2009．膵臓 2009; **24**: 645-646（ガイドライン）

12) Masamune A, Nabeshima T, Kikuta K, et al. Prospective study of early chronic pancreatitis diagnosed based on the Japanese diagnostic criteria. J Gastroenterol 2019; **54**: 928-935（コホート）

13) Whitcomb DC, Frulloni L, Garg P, et al. Chronic pancreatitis: an international draft consensus proposal for a new mechanistic definition. Pancreatology 2016; **16**: 218-224（ガイドライン）

14) Whitcomb DC, Shimosegawa T, Chari ST, et al. International consensus statements on early chronic Pancreatitis. Recommendations from the working group for the international consensus guidelines for chronic pancreatitis in collaboration with The International Association of Pancreatology, American Pancreatic Association, Japan Pancreas Society, Pancreas Fest Working Group and European Pancreatic Club. Pancreatology 2018; **18**: 516-527（ガイドライン）

15) 日本膵臓学会．慢性膵炎臨床診断基準2019．膵臓 2019; **34**: 279-281（ガイドライン）

16) Kuwahara T, Hirooka Y, Kawashima H, et al. Quantitative diagnosis of chronic pancreatitis using EUS elastography. J Gastroenterol 2017; **52**: 868-874（ケースコントロール）

第2章 診断

慢性膵炎の診断に膵外分泌機能検査は有用か？

回答

● 膵外分泌機能検査は BT-PABA 試験で異常低値を複数回認めれば慢性膵炎の診断に有用であるが，その単独での診断能には限界があり，補助診断として用いる．

解説

　膵外分泌機能検査は従来から慢性膵炎の診断根拠として重要な役割を果たしてきた．有管法によるパンクレオザイミン–セクレチン（PS）試験，セルレイン–セクレチン（CS）試験，その後のセクレチン（S）試験は膵外分泌機能を直接評価する検査法として感度，特異度ともに高く，慢性膵炎診断基準のひとつ[1]として，歴史的にその有用性は非常に高かった．これらの試験では，液量，重炭酸塩濃度，膵酵素分泌量の3因子を測定し，重炭酸塩濃度を含めた2因子以上の異常低下をもって確実な診断根拠であるとしてきた．しかし，2003年にセクレチン製剤が販売中止となり，日本では実施不可能となった．現在，実施可能な膵外分泌機能検査の中心は，膵を刺激（負荷）せず，膵消化酵素による基質分解を間接的に評価する間接法である．欧米では主に便中エラスターゼ1測定が行われている[2]．膵外分泌機能不全の診断に高い陰性的中率を有する[3]のみならず，単回の便採取という簡便さや，ヒトエラスターゼに対するモノクローナル抗体を用いるため試験前にブタ由来の膵消化酵素薬を中止する必要がないなどの利点を有するが，日本では保険収載されていない．

　現在，日本で日常臨床において施行可能な外分泌機能検査は BT-PABA 試験（PFD 試験）のみである．BT-PABA 内服後6時間の尿中 PABA 測定により，キモトリプシンの十二指腸内活性を間接的に測定する方法で，簡便法として行われている．尿中 PABA 排泄率が複数回，70％以下のときに膵外分泌機能障害ありと判定する[4]．BT-PABA 試験では軽度な膵外分泌機能障害の検出は困難であり，進行した膵外分泌機能障害を検出する検査である[5]．BT-PABA 試験の感度は，PS 試験における2因子低下（中等度膵外分泌機能低下）例で46％，3因子低下（高度膵外分泌機能低下）例で71％でありと報告されている[6]．さらに，膵消化酵素薬をはじめ種々の内服薬剤や PABA の代謝経路（小腸での吸収，肝での抱合，腎での尿中排泄）の機能低下の影響を受けるため，診断能には限界がある[6,7]．

　慢性膵炎の診断に膵外分泌機能検査が有用であるかを検討した無作為ランダム化試験やメタアナリシス，システマティックレビューはみられない．現行の「慢性膵炎臨床診断基準2019」[8]においても，膵外分泌機能障害単独では，慢性膵炎診断にはいたらない．膵外分泌機能障害は病態診断であり，慢性膵炎に特異的ではないことから，画像診断とあわせた補助診断として行うことが推奨される[9]．

　なお，日本の「慢性膵炎臨床診断基準2009」[4]では，BT-PABA 試験における異常低値を複数回認める場合を，有意な所見として診断項目に取り入れられていた．複数回とは，数ヵ月あけて2回以上の異常とされており簡便とは言い難い．このため「慢性膵炎臨床診断基準2019」[8]で

は，慢性膵炎の診断においては複数回確認することが望ましい，に変更された.

█ 文献 █

1) 日本膵臓学会. 日本膵臓学会慢性膵炎臨床診断基準 2001. 膵臓 2001; **16**: 560-561（ガイドライン）
2) Gullo L, Ventrucci M, Tomassetti P, et al. Fecal elastase 1 determination in chronic pancreatitis. Dig Dis Sci 1999; **44**: 210-213（横断）
3) Vanga RR, Tansel A, Sidiq S, et al. Diagnostic performance of measurement of fecal elastase-1 in detection of exocrine pancreatic insufficiency: systematic review and meta-analysis. Clin Gastroenterol Hepatol 2018; **16**: 1220-1228. e4（メタ）
4) 厚生労働省難治性膵疾患に関する調査研究班, 日本膵臓学会, 日本消化器病学会. 慢性膵炎臨床診断基準 2009. 膵臓 2009; **24**: 645-646（ガイドライン）
5) Kataoka K, Yamane Y, Kato M, et al. Diagnosis of chronic pancreatitis using noninvasive tests of exocrine pancreatic function: comparison to duodenal intubation tests. Pancreas 1997; **15**: 409-415（ケースコントロール）
6) Niederau C, Grendell JH. Diagnosis of chronic pancreatitis. Gastroenterology 1985; **88**: 1973-1995（横断）
7) 片岡慶正. 診断基準の解説—5. 膵外分泌障害. 膵臓 2009; **24**: 671-675
8) 日本膵臓学会. 慢性膵炎臨床診断基準 2019. 膵臓 2019; **34**: 279-281（ガイドライン）
9) Gardner TB, Adler DG, Forsmark CE, et al. ACG clinical guideline: chronic pancreatitis. Am J Gastroenterol 2020; **115**: 322-339（ガイドライン）

第2章　診断

膵外分泌機能不全の診断はどのように行うか？

回答

● 膵外分泌機能不全の診断は臨床徴候，栄養指標マーカー，BT-PABA 試験（PFD 試験）により行われる．便中エラスターゼ 1，^{13}C 標識呼気試験は海外では一般的であるが本邦では保険未収載である．

解説

　膵外分泌機能不全は膵外分泌機能が健常者の 10〜15%以下まで低下した場合を示し，本邦では日常脂肪摂取量が 40〜70 g/日で糞便中脂肪排泄量が 5 g/日以上（脂肪便）の場合と定義されている[1]．欧米では，100 g の食事脂肪摂取下に 7 g/日以上糞便中脂肪が排泄される状態と定義されている[2]．

　膵外分泌機能の診断には，臨床徴候や血中や尿中の膵酵素測定，膵外分泌機能検査，画像診断がある．臨床徴候として脂肪便，下痢，腹部膨満，体重減少など自覚症状，血液生化学所見として血中蛋白，アルブミン，コレステロール，中性脂肪，ヘモグロビンなどの栄養指標マーカーの低下，脂溶性ビタミン吸収障害によるビタミン A，D，E，K 欠乏症，亜鉛やセレンなどの微量元素の低下がある．膵外分泌機能検査において，本邦ではセクレチンなどの消化管ホルモンによる刺激により膵液量と重炭酸塩濃度，膵酵素分泌量を測定するセクレチン試験が gold standard として従来から行われていたが，2003 年の本邦のセクレチン販売中止により現在は実施困難となっている[3,4]．現在実施可能な外分泌機能検査である BT-PABA 試験（PFD 試験）は，保険適用がある唯一の検査法である[5]．BT-PABA 試験は N-ベンゾイル-L-チロシル-p-アミノ安息香酸（BT-PABA）が膵酵素 α-キモトリプシンによって分解されて生じるパラアミノ安息香酸（PABA）が小腸で吸収され，肝臓で抱合されたあと尿中に排泄されるのを測定しているため，腎障害や蓄尿不完全，種々の薬剤により影響を受ける問題点がある．^{13}C-benzoyl-L-tryrosyl alanine 呼気試験と BT-PABA 試験の外分泌機能不全の診断能の比較において，BT-PABA 試験では特異度は高いが感度が低く[6]，^{13}C ジペプチド呼気試験，^{13}C 混合トリグリセリド呼気試験は感度，特異度ともに良好であったと報告されている[7,8]．欧米で一般的に行われている便中エラスターゼ 1（FE-1）測定のメタアナリシスにおいて，健常者と膵外分泌機能不全患者の検討では感度 96%，特異度 88% と高く，セクレチン試験と比較した FE-1 の感度は 77%，特異度は 88% であった[9]．一方，慢性下痢症や過敏性腸症候群などで FE 値が 200 μg/g 未満の場合に膵外分泌機能不全と診断される可能性があること[9]，早期の外分泌機能低下は反映しないなどの限界もある[10]．FE-1 は本邦では保険収載されてない．

　現在，保険収載されている膵外分泌機能検査は BT-PABA 試験のみであるが，膵外分泌機能不全の診断能の向上には呼気試験，FE-1 などの機能検査の導入が必要である．

▌文献▌

1) Nakamura T, Takebe K, Kudoh K, et al. Steatorrhea in Japanese patients with chronic pancreatitis. J Gastroentetol 1995; **30**: 79-83 (ケースコントロール)

2) 中村光男(著),竹内 正(監修),加嶋 敬(編).臨床医のための膵性脂肪便の知識―栄養障害・消化吸収不良改善のために,医学図書出版,東京,1998

3) Lankisch PG, Lembcke B, Wemken G, et al. Functional reserve capacity of the exocrine pancreas. Digestion 1986; **35**: 175-181 (横断)

4) 日本膵臓学会.日本膵臓学会慢性膵炎臨床診断基準2001.膵臓2001; **16**: 560-561 (ガイドライン)

5) Kataoka K, Yamane Y, Kato M, et al. Diagnosis of chronic pancreatitis using noinvasive test of exocrine pancreatic function-comparison to duodenal intubation test. Pancreas 1997; **15:** 409-415 (ケースコントロール)

6) Ishii Y, Kohno T, Ito A, et al. Measurement of extra-pancreatic secretory function by ^{13}C-dipeptide breath test. Transl Res 2007; **149**: 298-303 (ケースコントロール)

7) 松本敦史,中村光男,丹藤雄介,ほか.膵外分泌機能不全と膵酵素補充療法の進歩.^{13}C-dipeptide 呼気試験とBT-PABA 試験との比較.胆と膵 2016; **37**: 149-156 (ケースコントロール)

8) Dominguez-Munoz JE, Nieto L, Vilarino M, et al. Development and diagnostic accuracy of a breath test for pancreatic exocrine insufficiency in chronic pancreatitis. Pancreas 2016; **45**: 241-247 (ケースコントロール)

9) Vanga RR, Tansel A, Sidiq S, et al. Diagnostic performance of measurement of fecal elastase-1 in detection of exocrine pancreatic insufficiency: systematic review and meta-analysis. Clin Gastroenterol Hepatol 2018; **16**: 1220-1228 (メタ)

10) Sperti C, Moletta L. Staging chronic pancreatitis with exocrine function tests: are we better? World J Gastroenterol 2017; **23**: 6927-6930 (ケースシリーズ)

第2章 診断

慢性膵炎の定義からみた病理学的特徴とはどのようなものか？

回答

●慢性膵炎の病理学的所見は段階的に進行することが推測されているが，解明されていない点が多い．
●線維化を特徴とする加齢性変化や他疾患との違いについて今後の検討を要する．

解説

　慢性膵炎を定義するうえで，病因，機能，病理，臨床経過，画像所見など多角的に判断する必要が生じたため，Whitcomb らは，「mechanistic definition」を提唱した[1]．「mechanistic definition」では，「慢性膵炎とは遺伝的要因，環境要因あるいはほかの危険因子を有する患者が，膵実質障害・膵実質ストレスに対して持続的な病的反応を起こすことによって生じる，膵臓の線維化を伴う炎症性症候群である」と定義された．この「mechanistic definition」を踏まえ，新たに「慢性膵炎臨床診断基準 2019」が提唱された[2]．

　従来の慢性膵炎の定義では膵の線維化が重要視され[3~5]，慢性膵炎国際コンセンサスガイドライン[6] でも，「線維化，腺房細胞の消失（萎縮），膵管の変化（蛇行と拡張）である」が「慢性膵炎の基本的な組織像」として病理医から強い合意が得られている．慢性膵炎の線維化とは，程度の軽いものから硬変様変化のような高度のものまでが包括される．「mechanistic definition」では慢性膵炎の発病過程を重視した定義がなされ[1]，将来線維化にいたるような病理学的変化も含まれていることから，線維化の乏しい状態における膵病変の評価も必要となった．ところが，慢性膵炎では慢性肝疾患のような線維化の評価システムが確立されておらず，軽微な膵の線維化の評価は困難である[6]．

　慢性膵炎の病理像について，線維化の評価以外にも残された課題は多い．慢性膵炎国際コンセンサスガイドラインでは，「早期慢性膵炎の組織所見の情報は限られている」とされている[6]．現行の「慢性膵炎臨床診断基準 2019」にある組織所見，すなわち硬変様変化は，「確実な慢性膵炎」，「末期慢性膵炎」に該当するもので[2]，「早期慢性膵炎」にあてはめることは難しい．慢性膵炎の組織学的な変化を経時的に検証することは困難であるが[7]，危険因子を有する患者の臨床検体を集積することにより早期慢性膵炎の病理学的特徴が解明されることが望まれる．近年，早期慢性膵炎の診断基準に EUS 所見が用いられている[8]．さらに，EUS-elastography[9] や shear wave elastography[10] を用いて膵実質の硬さから慢性膵炎の診断を行う試みも行われている．将来的に，各種画像診断を用いて組織学的な診断が行われることが期待される．早期慢性膵炎の組織像の解明は，単に慢性膵炎の早期診断への道を開くのみでなく，慢性膵炎の病態を知るうえでも意義がある．

　慢性膵炎の線維化の特徴を解明するうえで，加齢による無症候性線維化[11, 12] や線維化を特徴とする他疾患との違いについて検証することも重要である．加齢により膵に無症候性の線維化[11, 12] をきたすことは，慢性膵炎国際コンセンサスガイドラインにおいても認識されている[6]．しかしながら，加齢により膵に線維化をきたす機序や慢性膵炎の線維化との違いは十分に検討されて

いない．特に早期慢性膵炎の病理学的特徴を解明するうえで，軽微な線維化を検討する際には慢性膵炎と加齢による無症候性線維化を鑑別する必要がある[13]．自己免疫性膵炎の線維化は花筵状線維化が特徴で細胞成分を豊富に含み，コルチコステロイドにより可逆性で，慢性膵炎の線維化とは異なると考えられている．しかしながら，慢性膵炎様の病態に移行する自己免疫性膵炎症例も報告されており，その線維化の差異は明らかにされていない[14,15]．また，閉塞性膵炎は，膵癌の周囲や尾側膵にみられることが多く，膵管結紮による実験的膵炎と類似の像を呈する[16]．膵管結紮による実験的膵炎の早期には acinar-ductal metaplasia と腺房細胞の消失，進行すると小葉内および小葉間線維化が認められる．臨床検体においては比較的早期の病変を認めることが多く，閉塞性膵炎の慢性期にどのような病理学的変化をきたすかについては不明である．

文献

1) Whitcomb DC, Frulloni L, Garg P, et al. Chronic pancreatitis: an international draft consensus proposal for a new mechanistic definition. Pancreatology 2016; **16**: 218-224
2) 日本膵臓学会. 慢性膵炎臨床診断基準 2019. 膵臓 2019; **34**: 279-281 （ガイドライン）
3) Sarner M, Cotton PB. Classification of pancreatitis. Gut 1984; **25**: 756-759
4) Friedreich N. Chronic pancreatitis. Cyclopaedia of the Practice of Medicine, Von Ziemssen H (ed), William Wood, New York, 1878: p.599-608 （ケースシリーズ）
5) Sarles H, Cros RC. International group for the study of pancreatic diseases: a multicenter inquiry into the etiology of pancreatic diseases. Digestion 1978; **19**: 110-125 （ケースシリーズ）
6) Esposito I, Hruban RH, Verbeke C, et al. Guidelines on the histopathology of chronic pancreatitis: recommendations from the working group for the international consensus guidelines for chronic pancreatitis in collaboration with the International Association of Pancreatology, the American Pancreatic Association, the Japan Pancreas Society, and the European Pancreatic Club. Pancreatology 2020; **20**: 586-593 （ガイドライン）
7) DeWitt J, McGreevy K, LeBlanc J, et al. EUS-guided Trucut biopsy of suspected nonfocal chronic pancreatitis. Gastrointest Endosc 2005; **62**: 76-84 （ケースシリーズ）
8) Catalano MF, Sahai A, Levy M, et al. EUS-based Criteria for the diagnosis of chronic pancreatitis: The Rosemont Classification. Gastrointest Endosc 2009; **69**: 1251-1261
9) Kuwahara T, Hirooka Y, Kawashima H, et al. Quantitative diagnosis of chronic pancreatitis using EUS elastography. J Gastroenterol 2017; **52**: 868-874 （ケースコントロール）
10) Kuwahara T, Hirooka Y, Kawashima H, et al. Usefulness of shear wave elastography as a quantitative diagnosis of chronic pancreatitis. J Gastroenterol Hepatol 2018; **33**: 756-761 （ケースコントロール）
11) Stamm BH. Incidence and diagnostic significance of minor pathologic changes in the adult pancreas at autopsy: a systematic study of 112 autopsies in patients without known pancreatic disease. Hum Pathol 1984; 15: 677-683 （ケースシリーズ）
12) Matsuda Y. Age-related pathological changes in the pancreas. Front Biosci (Elite Ed) 2018; **10**: 137-142 （ケースシリーズ）
13) Pace A, de Weerth A, Berna M, et al. Pancreas and liver injury are associated in individuals with increased alcohol consumption. Clin Gastroenterol Hepatol 2009; **7**: 1241-1246 （ケースシリーズ）
14) Maruyama M, Arakura N, Ozaki Y, et al. Type 1 autoimmune pancreatitis can transform into chronic pancreatitis: a long-term follow-up study of 73 Japanese patients. Int J Rheumatol 2013; **2013**: 272595 （ケースシリーズ）
15) Kanai K, Maruyama M, Kaneko F, et al. Autoimmune pancreatitis can transform into chronic features similar to advanced chronic pancreatitis with functional insufficiency following severe calcification. Pancreas 2016; **45**: 1189-1195 （ケースシリーズ）
16) Kloppel G. Chronic pancreatitis, pseudotumors and other tumor-like lesions. Mod Pathol 2007; **20** (Suppl 1): S113-S131 （ケースシリーズ）

第2章　診断

膵癌，膵管内乳頭粘液性腫瘍との鑑別として細胞診，組織診は有用か？

回答

● ERCP や EUS-FNA を用いた細胞診や組織診は，慢性膵炎と膵癌，膵管内乳頭粘液性腫瘍の鑑別診断に有用である．

解説

慢性膵炎は，しばしば炎症性腫瘤や膵管の狭窄・拡張をきたすことから，膵癌や膵管内乳頭粘液性腫瘍（intraductal papillary mucinous neoplasm：IPMN）との鑑別診断が必要である．

「膵癌診療ガイドライン 2019 年版」によると，膵腫瘍の診断は，膵内に腫瘍が認められる場合には超音波内視鏡下穿刺吸引法（endoscopic ultrasonography fine needle aspiration：EUS-FNA）を用いた病理学的な診断が行われ，膵管の狭窄や拡張のみが認められる場合には内視鏡的逆行性膵胆管造影法（endoscopic retrograde cholangiopancreatography：ERCP）下の膵液細胞診や擦過細胞診の施行が推奨されている[1]．

EUS-FNA による膵癌の病理学的診断の正診率は極めて高い．Chen らは，膵癌に限定して EUS-FNA の病理組織学的診断能のメタアナリシスを行い，統合感度（pooled sensitivity）0.89（95％CI 0.88～0.90），統合特異度（pooled specificity）0.96（95％CI 0.95～0.97）と極めて高い診断能を有していることを報告した[2]．膵腫瘍全般に関するメタアナリシスでも良好な診断能を示しており[3,4]，EUS-FNA は膵腫瘍の病理組織学的診断における重要なモダリティである．

一方，膵癌における経乳頭的膵管擦過細胞診および膵液細胞診の正診率は，33～84.7％[5~10]，IPMN に対する膵液細胞診の感度も 33～66％と EUS-FNA と比較して高くはない[11~15]．しかし，膵上皮内癌（carcinoma in situ：CIS）の診断における内視鏡的経鼻膵管ドレナージ（endoscopic naso-pancreatic drainage：ENPD）を用いた膵液細胞診の有用性や[16]，cell block による免疫染色を用いた診断[17]，miRNA の検討[18] など正診率の向上が試みられており，膵管に変化が認められる症例に対して経乳頭的膵管擦過細胞診および膵液細胞診による病理診断を行うことが求められる．

膵腫瘍の診断のために，EUS-FNA や ERCP を用いた病理学的診断は重要であるが，慢性膵炎の確定診断は困難である．黒河内らは，膵癌が疑われ切除された非膵癌 78 例を検討したところ，慢性膵炎が 43 例（55.1％）含まれていたと報告し，症例によっては術前に慢性膵炎の確定診断を行うことが困難であることを示した[19]．ERCP や EUS-FNA は偶発症の発生も危惧されることから[20~23]，検査の適応は慎重に判断されるべきである．

文献

1) 日本膵臓学会 膵癌診療ガイドライン改訂委員会（編）．膵癌診療ガイドライン 2019 年版，金原出版，東京（ガイドライン）

2) Chen J, Yang R, Lu Y, et al. Diagnostic accuracy of endoscopic ultrasound-guided fine-needle aspiration for solid pancreatic lesion: a systematic review. J Cancer Res Clin Oncol 2012; **138**: 1433-1441（メタ）

3) Hewitt MJ, McPhail MJ, Possamai L, et al. EUS-guided FNA for diagnosis of solid pancreatic neoplasms: a meta-analysis. Gastrointest Endosc 2012; **75**: 319-331 (メタ)

4) Puli SR, Bechtold ML, Buxbaum JL, et al. How good is endoscopic ultrasound-guided fine-needle aspiration in diagnosing the correct etiology for a solid pancreatic mass? a meta-analysis and systematic review. Pancreas 2013; **42**: 20-26 (メタ)

5) Kameya S, Kuno N, Kasugai T. The diagnosis of pancreatic cancer by pancreatic juice cytology. Acta Cytol 1981; **25**: 354-360 (ケースシリーズ)

6) Mitchell ML, Carney CN. Cytologic criteria for the diagnosis of pancreatic carcinoma. Am J Clin Pathol 1985; **83**: 171-176 (ケースシリーズ)

7) Sawada Y, Gonda H, Hayashida Y. Combined use of brushing cytology and endoscopic retrograde pancreatography for the early detection of pancreatic cancer. Acta Cytol 1989; **33**: 870-874 (ケースシリーズ)

8) Ryan ME. Cytologic brushings of ductal lesions during ERCP. Gastrointest Endosc 1991; **37**: 139-142 (ケースシリーズ)

9) Nakaizumi A, Tatsuta M, Uehara H, et al. Cytologic examination of pure pancreatic juice in the diagnosis of pancreatic carcinoma: the endoscopic retrograde intraductal catheter aspiration cytologic technique. Cancer 1992; **70**: 2610-2614 (ケースシリーズ)

10) McGuire DE, Venu RP, Brown RD, et al. Brush cytology for pancreatic carcinoma: an analysis of factors influencing results. Gastrointest Endosc 1996; **44**: 300-304 (ケースシリーズ)

11) Tanaka M, Fernández-Del Castillo C, Kamisawa T, et al. Revisions of international consensus Fukuoka guidelines for the management of IPMN of the pancreas. Pancreatology 2017; **17**: 738-753 (ガイドライン)

12) Yoshioka T, Shigekawa M, Yamai T, et al. The safety and benefit of pancreatic juice cytology under ERCP in IPMN patients. Pancreatology 2016; **16**: 1020-1027 (ケースシリーズ)

13) Ridtitid W, DeWitt JM, Schmidt CM, et al. Management of branch-duct intraductal papillary mucinous neoplasms: a large single-center study to assess predictors of malignancy and long-term outcomes. Gastrointest Endosc 2016; **84**: 436-445 (ケースシリーズ)

14) Kawada N, Uehara H, Nagata S, et al. Pancreatic juice cytology as sensitive test for detecting pancreatic malignancy in intraductal papillary mucinous neoplasm of the pancreas without mural nodule. Pancreatology 2016; **16**: 853-858 (ケースシリーズ)

15) Ohtsuka T, Matsunaga T, Kimura H, et al. Role of pancreatic juice cytology in the preoperative management of intraductal papillary mucinous neoplasm of the pancreas in the era of international consensus guidelines 2012. World J Surg 2014; **38**: 2994-3001 (ケースシリーズ)

16) Iiboshi T, Hanada K, Fukuda T, et al. Value of cytodiagnosis using endoscopic nasopancreatic drainage for early diagnosis of pancreatic cancer: establishing a new method for the early detection of pancreatic carcinoma in situ. Pancreas 2012; **41**: 523-529 (ケースシリーズ)

17) Koshita S, Noda Y, Ito K, et al. Pancreatic juice cytology with immunohistochemistry to detect malignancy and histologic subtypes in patients with branch duct type intraductal papillary mucinous neoplasms of the pancreas. Gastrointest Endosc 2017; **85**: 1036-1046 (ケースシリーズ)

18) Nakamura S, Sadakari Y, Ohtsuka T, et al. Pancreatic juice exosomal microRNAs as biomarkers for detection of pancreatic ductal adenocarcinoma. Ann Surg Oncol 2019; **26**: 2104-2111 (ケースシリーズ)

19) 黒河内 顕, 佐田尚宏, 小泉 大, ほか. 膵癌の疑いで切除された慢性膵炎 (非膵癌) 症例と, 慢性膵炎と考え経過観察した膵癌症例のプロファイル調査. 膵臓 2015; **30**: 649-653 (ケースシリーズ)

20) Cheng CL, Sherman S, Watkins JL, et al. Risk factors for post-ERCP pancreatitis: a prospective multicenter study. Am J Gastroenterol 2006; **101**: 139-147 (ケースシリーズ)

21) Freeman ML, DiSario JA, Nelson DB, et al. Risk factors for post-ERCP pancreatitis: a prospective, multicenter study. Gastrointest Endosc 2001; **54**: 425-434 (ケースシリーズ)

22) Testoni PA, Mariani A, Giussani A, et al. Risk factors for post-ERCP pancreatitis in high- and low-volume centers and among expert and non-expert operators: a prospective multicenter study. Am J Gastroenterol 2010; **105**: 1753-1761 (ケースシリーズ)

23) Wang KX, Ben QW, Jin ZD, et al. Assessment of morbidity and mortality associated with EUS-guided FNA: a systematic review. Gastrointest Endosc 2011; **73**: 283-290 (ケースシリーズ)

第2章　診断

どのような症例で膵炎関連遺伝子異常を検索すべきか？

回答

● 若年発症や家族歴を有する成因不明の慢性膵炎では *PRSS1* 遺伝子，*SPINK1* 遺伝子異常の検索を検討すべきである．
● 解析対象遺伝子や変異陽性者に対する遺伝カウンセリング，遺伝性膵炎患者における膵癌スクリーニングの方法もあわせて，さらなるコンセンサスの形成が望まれる．

解説

　1996 年に遺伝性膵炎の原因遺伝子としてカチオニックトリプシノーゲン（*PRSS1*）遺伝子変異が報告[1]されて以来，囊胞性線維症膜コンダクタンス制御因子（*CFTR*）遺伝子[2,3]，膵分泌性トリプシンインヒビター（*SPINK1*）遺伝子[4]，キモトリプシン C（*CTRC*）遺伝子[5]，カルボキシペプチダーゼ A1（*CPA1*）遺伝子[6]，カルシウムイオンチャネル *TRPV6* 遺伝子[7]など，様々な膵炎関連遺伝子異常が報告されている．日本の遺伝性膵炎全国調査[8]では，遺伝性膵炎 73 家系のうち *PRSS1* 遺伝子変異を 30 家系（41.1％）に，*SPINK1* 遺伝子変異を 26 家系（35.6％）に認めている．

　欧米では遺伝子検査の意義として，成因同定のための不要な検査を回避することや予後予測，治療方針の決定，患者や家族の治療継続への動機づけなどがあげられている[9]．さらに日本では，遺伝性膵炎が成人の難病ならびに小児慢性特定疾病に指定されており，条件を満たした場合に医療費補助の対象となるという独自の事情がある．2002 年に策定された日本の遺伝性膵炎診断基準[10]では，*PRSS1* 遺伝子の p.R122H 変異または p.N29I 変異を認めた場合には孤発例でも，遺伝性膵炎の診断となる．

　膵炎患者における遺伝子検査の適用について明文化されたものはそう多くない．2001 年に開催された第 3 回遺伝性膵疾患国際シンポジウム[11]では，有症状例に対する *PRSS1* 遺伝子検査の適用として，①原因不明の反復性急性膵炎発作，②原因不明の慢性膵炎例，③第一度（親，子，兄弟姉妹）または第二度近親者における膵炎の家族歴，④小児で入院を要する原因不明の膵炎発作がみられる例で，遺伝性膵炎を除外する必要がある場合，⑤倫理委員会が承認したプロトコールに適合する症例，をあげている．無症状者の発症前診断については，*PRSS1* 遺伝子異常を有する膵炎患者の第一度近親者のみを対象とすべきとしている．Teich ら[12]は，*PRSS1* 遺伝子ならびに *SPINK1* 遺伝子検査の適用として，①家族歴のある原因不明の反復性急性膵炎，②家族歴のある原因不明の慢性膵炎，③ほかの成因を除外したあとに家族歴のない原因不明の慢性膵炎，④小児の原因不明の膵炎，をあげている．さらに American College of Gastroenterology の慢性膵炎臨床ガイドライン[9]では，成因不明の慢性膵炎，特に若年患者において *PRSS1*，*SPINK1*，*CFTR*，*CTRC* 遺伝子検査を行うことを推奨している．

　「慢性膵炎臨床診断基準 2019」[13]においては，*PRSS1* 遺伝子や *SPINK1* 遺伝子変異などの確立された膵炎関連遺伝子異常が早期慢性膵炎の診断項目として採用され，日常臨床における遺伝子検査の位置づけは大きくなっている．一方，膵炎関連遺伝子検査は現時点では保険収載さ

れておらず，遺伝性膵炎診断基準における *SPINK1* 遺伝子異常の取り扱いも未解決のままである．遺伝子検査の解析対象遺伝子や変異陽性者に対する遺伝カウンセリング，遺伝性膵炎患者における膵癌スクリーニングの方法もあわせて，さらなるコンセンサスの形成が望まれる．

　日本では現在，膵炎の遺伝子検査はごく限られた施設で主として研究目的に行われているのみである．以下に施設名と窓口を記す．

　東北大学病院消化器内科：正宗　淳（教授），e-mail: hisyo@gastroente.med.tohoku.ac.jp

文献

1) Whitcomb DC, Gorry MC, Preston RA, et al. Hereditary pancreatitis is caused by a mutation in the cationic trypsinogen gene. Nat Genet 1996; **14**: 141-145（ケースコントロール）
2) Sharer N, Schwarz M, Malone G, et al. Mutations of the cystic fibrosis gene in patients with chronic pancreatitis. N Engl J Med 1998; **339**: 645-652（ケースシリーズ）
3) Cohn JA, Friedman KJ, Noone PG, et al. Relation between mutations of the cystic fibrosis gene and idiopathic pancreatitis. N Engl J Med 1998; **339**: 653-658（ケースシリーズ）
4) Witt H, Luck W, Hennies HC, et al. Mutations in the gene encoding the serine protease inhibitor, Kazal type 1 are associated with chronic pancreatitis. Nat Genet 2000; **25**: 213-216（ケースコントロール）
5) Rosendahl J, Witt H, Szmola R, et al. Chymotrypsin C (CTRC) variants that diminish activity or secretion are associated with chronic pancreatitis. Nat Genet 2008; **40**: 78-82（ケースコントロール）
6) Witt H, Beer S, Rosendahl J, et al. Variants in CPA1 are strongly associated with early onset chronic pancreatitis. Nat Genet 2013; **45**: 1216-1220（ケースコントロール）
7) Masamune A, Kotani H, Sörgel FL, et al. Variants that affect function of calcium channel TRPV6 are associated with early-onset chronic pancreatitis. Gastroenterology 2020; **158**: 1626-1641.e8（ケースコントロール）
8) Masamune A, Kikuta K, Hamada S, et al. Nationwide survey of hereditary pancreatitis in Japan. J Gastroenterol 2018; **53**: 152-160（横断）
9) Gardner TB, Adler DG, Forsmark CE, et al. ACG Clinical Guideline: Chronic Pancreatitis. Am J Gastroenterol 2020; **115**: 322-339（ガイドライン）
10) Otsuki M, Nishimori I, Hayakawa T, et al. Hereditary pancreatitis: clinical characteristics and diagnostic criteria in Japan. Pancreas 2004; **28**: 200-206（ガイドライン）
11) Ellis I, Lerch MM, Whitcomb DC, et al. Genetic testing for hereditary pancreatitis: guidelines for indications, counselling, consent and privacy issues. Pancreatology 2001; **1**: 405-415（ガイドライン）
12) Teich N, Mössner J. Hereditary chronic pancreatitis. Best Pract Res Clin Gastroenterol 2008; **22**: 115-130（ガイドライン）
13) 日本膵臓学会．慢性膵炎臨床診断基準 2019．膵臓 2019; **34**: 279-281（ガイドライン）

第2章　診断

第3章
病期診断

慢性膵炎の病期の判定に臨床徴候は有用か？

回答

● 慢性膵炎の病期の判定に臨床徴候は有用である．

■解説■

　慢性膵炎の病期は，臨床症状として腹痛と膵内外分泌機能障害から生じる脂肪便や糖尿病で分類される[1~3]．慢性膵炎は代償期には腹痛が主症状であり，病期の進行による膵機能の低下に伴い腹痛は軽減し，非代償期になると膵内分泌不全による糖尿病（糖代謝障害）や膵外分泌機能不全による脂肪便（消化吸収障害）などの臨床症状が主体となる（BQ 1-2 の図 1 参照）[4~10]．慢性膵炎における腹痛の程度や痛みの質が quality of life（QOL）に影響を及ぼす[11]．

　腹痛を有する石灰化慢性膵炎患者における体外衝撃波結石破砕療法（ESWL）や内視鏡的治療による膵石除去治療および外科的治療後の治療効果の長期判定は腹痛の再燃や QOL の評価により行われる[12~17]．

　以上より，慢性膵炎の病期判定に臨床徴候は有用である．

■文献■

1) 早川哲夫，北川元二，成瀬　達，ほか．慢性膵炎の stage 分類．膵臓 2001; **16**: 381-385（ケースコントロール）

2) Ramesh H. Proposal for a new grading system for chronic pancreatitis. J Clin Gastroenterl 2002; **35**: 67-70（ケースコントロール）

3) Bagul A, Siriwardena AK. Evaluation of the Manchester classification system for chronic pancreatitis. JOP 2006; **7**: 390-396（ケースコントロール）

4) 大槻　眞．慢性膵炎の診断基準・病期分類・重症度．内科 2005; **95**: 1183-1189

5) Ammann RW. A clinically cased classification system for alcoholic pancreatitis: summary of an international workshop on chronic pancreatitis. Pancreas 1997; **14**: 215-221

6) Chari ST, Sihger MV. The problem of classification and staging of chronic pancreatitis. Scand J Gastroenterol 1994; **29**: 949-960（ケースシリーズ）

7) Ammann RW, Muellhaupt B, Zurich Pancreatic Study Group. The natural history of pain in alcoholic chronic pancreatitis. Gastroenterology 1999; **116**: 1132-1140（ケースコントロール）

8) Ammann RW, Akovbiantz A, Larguader F, et al. Course and outcome of chronic pancreatitis: longitudinal study of a mixed medical-surgical series of 245 patients. Gastroenterology 1984; **86**: 820-826（コホート）

9) Lankisch PG, Lohr-Happe A, Otto J, et al. Natural course in chronic pancreatitis. Digestion 1993; **54**: 148-155（コホート）

10) 早川哲夫，真辺忠夫，竹田喜信，ほか．慢性膵炎の治療指針の改訂について．厚生省特定疾患難治性膵疾患調査研究班，昭和 62 年度研究報告書，1998: p.23-47

11) Mullady DK, Yadav D, Amann ST, et al. Type of pain, pain-associated complications, quality of life, disability and resource utilization in chronic pancreatitis: a prospective cohort study. Gut 2011; **60**: 77-84（コホート）

12) Mokrowiecka A, Pinkowski D, Metacka-Panas E. Assessment of quality of life in patients with chronic pancreatitis. Med Sci Monit 2011; **17**: 583-588（コホート）

13) Bloechle C, Izbicki JR, Knoefel WT, et al. Quality of life in chronic pancreatitis results after duodenum preserving resection of the head of the pancreas. Pancreas 1995; **11**: 77-85（ケースコントロール）

14) Korpela T, Udd M, Tenca A, et al. Long-term results of combined ESWL and ERCP treatment of chronic calcific pancreatitis. Scand J Gatroenterol 2017; **51**: 866-871（ケースコントロール）

15) Izbicki JR, Bloechle C, Knoefel WT, et al. Duodenum-preserving resection of the head of the pancreas in chronic pancreatitis: a prospective, randomized trial. Ann Surg 1995; **221**: 350-358（ランダム）

16) Glasbrenner B, Adler G. Evaluating pain and the quality of life in chronic pancreatitis. Int J Pancreatol 1997; **22**: 163-170（ケースシリーズ）

17) Seven G, Schreiner MA, Ross AS, et al. Long-term outcomes associated with pancreatic extracorporeal shock wave lithotripsy for chronic calcific pancreatitis. Gastrointest Endosc 2012; **75**: 997-1004（コホート）

慢性膵炎の病期の判定に血中・尿中膵酵素測定は有用か？

回 答

● 慢性膵炎の病期の判定における血中・尿中膵酵素測定の感度は低いが，高値では早期・代償期を，低値では非代償期を疑う検査値のひとつとして有用である．

解説

　膵外分泌腺組織が保たれている早期慢性膵炎では73.5%に血中・尿中膵酵素の上昇が認められた[1]．一方，膵外分泌機能不全が生じると感度は低いが血中アミラーゼやリパーゼの異常低値を呈することがあり[2~12]，膵アミラーゼ/リパーゼ比の低下と膵管像による慢性膵炎の程度との相関[9]，膵型アミラーゼ/総アミラーゼ比とセクレチン試験との相関も報告されている[11]．また，慢性膵炎を石灰化の有無で区別し膵酵素を測定したところ，慢性膵炎の進行に伴い，血清リパーゼが低下し，高度な外分泌不全例ではリパーゼやトリプシンなどの膵酵素の低下をきたすことも報告されている[13]．健常者と石灰化を伴う慢性膵炎患者を対象に血中アミラーゼと血中リパーゼを測定したところ，感度は33.3%と低いが特異度は95.9%と高かった[14]．血中・尿中膵酵素が正常な時期も多く，感度が低く正確な病期診断はできないが，血中・尿中膵酵素高値を呈する場合は膵実質組織が維持されている早期・代償期を，異常低値の場合には膵外分泌組織が荒廃する非代償期が示唆される．

文献

1) Masamune A, Nabeshima T, Kikuta K, et al. Prospective study of early chronic pancreatitis diagnosed based on the Japanese diagnostic criteria. J Gastroenterol 2019; **54**; 928-935（コホート）
2) Berk JE, Ayulo JA, Fridhandker L. Value of pancreatic-type isoamylase assay as an index of pancreatic insufficiency. Dig Dis Sci 1979; **24**: 6-10（ケースコントロール）
3) 日野一成，大海庸世，山本晋一郎，ほか．EIAによる血中膵型アミラーゼアイソザイム定量の慢性膵炎診断における臨床的有用性．膵臓 1989; **4**: 59-66（ケースコントロール）
4) 正宗　淳，下瀬川　徹．慢性膵疾患の急性増悪．救急医学 2011; **35**: 49-54
5) 片岡慶正．膵機能障害を考慮した慢性膵炎治療の手順．Clinician 2011; **601**: 984-993
6) 成瀬　達．診断基準の解説—4．膵酵素．膵臓 2009; **24**: 666-670
7) Ventrucci M, Gullo L, Daniele C, et al. Comparative study of serum pancreatic isoamylase, lipase, and trypsin-like immunoreactivity in pancreatic disease. Digestion 1983; **28**: 114-121（ケースコントロール）
8) Nasrallah SM, Martin DM. Serum isoamylase as test for pancreatic insufficiency. Gut 1983; **24**: 161-164（ケースコントロール）
9) Dominguez-Munoz JE, Pieramino O, Buchler M, et al. Ratios of different serum pancreatic enzymes in the diagnosis and staging of chronic pancreatitis. Digestion 1993; **54**: 231-236（ケースコントロール）
10) Hayakawa T, Kondo T, Shibata T, et al. Enzyme immunoassay for serum pancreatic lipase in the diagnosis of pancreatic diseases. Gastroenterol Jpn 1989; **24**: 556-560（ケースコントロール）
11) 若杉英之，船越顕博，井口東郎，ほか．血清膵型アミラーゼ値と膵外分泌能の相関．医療 1991; **45**: 145-150（ケースコントロール）
12) Oh HC, Kwon CI, EI Haji, et al. Low serum pancreatic amylase and lipase values are simple and useful predictor to diagnose chronic pancreatitis. Gut Liver 2017; **11**: 878-883（ケースコントロール）
13) Lesi C, Melzi D'Eril GV, Pavesi F, et al. Clinical significant of serum pancreatic enzymes in the quiescent phase of chronic pancreatitis. Clin Biochem 1985; **18**: 235-238（ケースコントロール）
14) Know CI, Kim HJ, Korc P, et al. Can we detect chronic pancreatitis with low serum pancreatic enzyme levels? Pancreas 2016; **45**: 1184-1188（ケースコントロール）

CQ 3-1

慢性膵炎の病期の判定に画像検査は推奨されるか？

推奨

● 慢性膵炎の病期の判定に，US，CT，MRCP，ERCP，EUS などの画像診断は有用であり，行うことを推奨する．

【推奨の強さ：**強**（合意率 100%），エビデンスレベル：**C**】

解説

2016 年に Whitcomb らによって提唱された「mechanistic definition」[1] において，慢性膵炎は，「危険因子の保有」から始まり，「再発性急性膵炎」，「早期慢性膵炎」，「確実な慢性膵炎」，「末期慢性膵炎」へと進行する概念が示された．本邦における 2019 年の慢性膵炎臨床診断基準改訂 [2] においても，この概念も含んだ「慢性膵炎確診・慢性膵炎準確診・早期慢性膵炎・慢性膵炎疑診」の 4 つに分類され，各病態・病期を的確に診断するための画像診断項目が制定されている．

各々の病期診断は，特徴的な画像所見や組織所見，そして臨床徴候を組み合わせることで診断するが，そのなかでも画像診断は重要な役割を果たす [2]．前述の mechanistic definition における「末期慢性膵炎」，「確実な慢性膵炎」に相当する慢性膵炎確診および準確診の画像診断においては，腹部超音波検査（US），超音波内視鏡検査（EUS），CT，膵胆管 MRI 検査（MRCP），内視鏡的逆行性膵胆管造影法（ERCP）にて，膵の変形や萎縮，結石，主膵管・分枝膵管の形態異常などが認められればその診断は容易である [3,4]．US に関しては腹壁脂肪・内臓脂肪や消化管ガスの影響を受けやすいため感度は必ずしも高くないが，結石が認められれば進行した慢性膵炎であることはわかる．EUS は膵実質や膵管の異常を詳細に観察でき，得られた所見は組織学的な fibrosis の程度を反映するため，早期慢性膵炎の診断のみならず，初期の早期慢性膵炎から慢性膵炎準確診・確診にいたるまでの進行度を評価することができる．また，慢性膵炎の EUS 診断基準である Rosemont 分類 [5] を用いることで，「consistent with chronic pancreatitis」，「suggestive for chronic pancreatitis」，「indeterminant for chronic pancreatitis」「normal」に分類できる．本基準での重症度と病期に若干の乖離があるものの，病期の判定は概ね可能である．また，EUS 所見は，セクレチン試験による膵外分泌機能との相関も示されており [6]，機能面からみた病期の判断も可能とされている．MRCP に関しては，ERCP との良好な診断的相関が示されており [7]，2017 年のメタアナリシスにおいては，慢性膵炎診断能は感度 78%，特異度 96% と ERCP とほぼ同等の診断能を有するとされる [8]．このような背景も相まって「慢性膵炎臨床診断基準 2019」では，MRCP は ERCP とほぼ同等に取り扱われており，MRCP 単独でも確診・準確診の診断が可能となっている．また，セクレチン負荷（現時点では本邦では入手困難）による MRCP では，早期慢性膵炎と正常膵，早期慢性膵炎と慢性膵炎確診例の鑑別が概ね可能で，さらには，その所見から膵外分泌機能の評価もできることも示されている [9,10]．

早期慢性膵炎診断に関しては，「慢性膵炎臨床診断基準 2019」において EUS，ERCP，MRCP での特徴的な画像が示されており，その診断に必須項目となっている．EUS は高解像度で至近距離から膵臓を観察できるため，膵実質や膵管における慢性膵炎早期の変化を捉えることが可

第3章 病期診断

能である．この診断基準では早期慢性膵炎の EUS 所見として，①分葉エコー，②点状または索状高エコー，③主膵管境界高エコー，④分枝膵管拡張，の 4 項目が設定されており，EUS は慢性膵炎早期の診断に重要な役割を果たす．一方，近年の機器の進歩に伴う画像解像度の向上に鑑みて，MRCP（3 テスラ以上）も早期慢性膵炎診断の画像検査に含まれた．ERCP 同様に「3 本以上の分枝膵管に不規則な拡張が認められる」が早期慢性膵炎の MRCP 所見とされている．

　以上より，各種画像診断は病期の判定に有用であり，いくつかのモダリティを組み合わせることでより確かな病期診断につながると考えられる．

▌文献▌

1) Whitcomb DC, Frulloni L, Garg P, et al. Chronic pancreatitis: an international draft consensus proposal for a new mechanistic definition. Pancreatology 2016; **16**: 218-224（ガイドライン）
2) 日本膵臓学会．慢性膵炎臨床診断基準 2019．膵臓 2019; **34**: 279-281（ガイドライン）
3) Issa Y, van Santvoort HC, Fockens P, et al. Diagnosis and treatment in chronic pancreatitis: an international survey and case vignette study. HPB (Oxford) 2017; **19**: 978-985（横断）
4) Salvador GJ, Delgado CF. Role of imaging in the diagnosis of chronic pancreatitis. Radiologia 2019; **61**: 247-258（横断）
5) Catalano MF, Sahai A, Levy M, et al. EUS-based criteria for the diagnosis of chronic pancreatitis: the Rosemont classification. Gastrointest Endosc 2009; **69**: 1251-1261（横断）
6) Catalano MF, Lahoti S, Geenen JE, et al. Prospective evaluation of endoscopic ultrasonography, endoscopic retrograde pancreatography, and secretin test in the diagnosis of chronic pancreatitis. Gastrointest Endosc 1998; **48**: 11-17（横断）
7) Pungpapong S, Wallace MB, Woodward T, et al. Accuracy of endoscopic ultrasonography and magnetic resonance cholangiopancreatography for the diagnosis of chronic pancreatitis: a prospective comparison study. J Clin Gastroenterol 2007; **41**: 88e93（ケースコントロール）
8) Issa Y, Kempeneers MA, van Santvoort HC, et al. Diagnostic performance of imaging modalities in chronic pancreatitis: a systematic review and meta-analysis. Eur Radiol 2017; **27**: 3820e44（メタ）
9) Madzak A, Olesen SS, Wathle GK, et al. Secretin-stimulated magnetic resonance imaging assessment of the benign pancreatic disorders: systematic review and proposal for a standardized protocol. Pancreas 2016; **45**: 1092e103（メタ）
10) Sandrasegaran K, Tahir B, Barad U, et al. The value of secretin-enhanced MRCP in patients with recurrent acute pancreatitis. Am J Roentgenol 2017; **208**: 315e21（メタ）

BQ 3-3　　　　　　　　　　　　　　　　（4）機能検査（外分泌）

慢性膵炎の病期の判定に膵外分泌機能検査は有用か？

回答
● 慢性膵炎の病期の判定に膵外分泌機能検査は有用である．

解説

　外分泌機能を把握する方法としては，セクレチンなど消化管ホルモン刺激後の膵液を採取・分析する有管法により膵外分泌予備能を評価する直接法と，非刺激下に生理的外分泌機能を間接的に評価する間接法とがある．

　このうち有管法は，膵外分泌機能検査を正確に評価できるため，従来は "gold standard" として慢性膵炎臨床診断基準の有力な診断ツールであった[1,2]．特にセクレチン試験は膵病理組織障害度[3]やERCP[4,5]の形態学的変化とよく相関することから，重症度，病期判定に有用と考えられてきた．しかし，ヒトへの投与可能なセクレチン製剤の入手が困難となり，現在では施行不可能となった（表1）．

　一方，間接法には，便中キモトリプシン活性（FCT）測定，便中エラスターゼ1（FE-1）測定，^{13}C-ジペプチド（benzoyl-L-tyrosyl-[1-^{13}C]alanine：Bz-Tyr-Ala）呼気試験，BT-PABA試験（PFD試験）などがあり，最近ではcine-dynamic MRCPというMRIによる検査法もある[6〜8]．間接法は有管法に比して簡便で非侵襲的な検査法であるが，単独では感度，特異度において劣る．これらのうち現在，保険診療適用下で実施可能な間接法による膵外分泌機能検査はBT-PABA試験と便SudanⅢ染色のみとなっている．脂肪便の確認に便Sudan染色を行うことがある[9]．日本・欧米ともに用いられることがあるが，膵外分泌機能不全に対して感度特異度ともに高くない．

　FE-1測定は，セクレチン試験での液量，重炭酸濃度，アミラーゼ排泄量と有意な正の相関性

表1　膵外分泌機能検査法

	検査名	評価の目的	日本での実施状況
直接法 （有管法）	セクレチン試験	刺激下膵外分泌機能 （予備能）	不可（2003.3〜）
	内視鏡的純粋膵液採取法		不可（2003.3〜）
間接法 （無管法）	BT-PABA試験	非刺激下， 生理的膵外分泌機能	可能（保険適用）
	便中脂肪排泄量		保険未収載
	便SudanⅢ染色		可能（保険適用）
	便ステアトクリット法		保険未収載
	便中キモトリプシン		不可（2004.3〜）
	便中エラスターゼ1		保険未収載
	^{13}C-ジペプチド（benzoyl-L-tyrosyl-[1-^{13}C]alanine：Bz-Tyr-Ala）呼気試験		保険未収載
	cine-dynamic MRCP		保険未収載

を示し，膵機能を良好に反映すると考えられている．感度，特異度，効率について，FE-1 の cut-off 値を $200\,\mu g/g$ とすることで，慢性膵炎の診断や膵機能低下の評価において FCT や BT-PABA 試験など従来法に比べよい結果が示されている．また，FCT，BT-PABA 試験は膵消化酵素薬の服用を中止させる必要があるが，FE-1 の測定系は膵消化酵素薬の影響を受けないため，膵消化酵素薬服用中でも実施できる利点がある [10]．現在，日本では FE-1 は保険収載されていない．

　最近では，選択的 IR パルスを併用した cine-dynamic MRCP により生理的な膵外分泌液の動態を可視化する手法がある．これを用いた膵外分泌機能評価の検討では，膵液排出動態は BT-PABA 試験の結果との有意な相関関係を示し [11]，この手法が簡便な膵外分泌機能の重症度判定法として有用性が示唆されている [11, 12]．

　BT-PABA 試験は，有管法での中等度以上の明らかな膵外分泌機能障害の検出には優れており [4, 6]，重症度，病期判定に有用である．なお，FCT 測定と BT-PABA 試験との組み合わせで診断精度が上昇するとの報告 [6] や，FE-1 と糖尿病合併との組み合わせにより有管法と同程度の感度が得られるとする報告 [7]，また FE-1 は早期慢性膵炎では感度は低いものの，病期の進行した患者での分泌機能不全の検出に優れているとの報告 [13] があり，重症度や病期の判定への有用性が示唆されている．慢性膵炎の画像所見が明らかであっても，膵外分泌機能不全を診断する根拠にならない．また，低栄養をきたす病態は慢性膵炎だけではない．このため，慢性膵炎が考えられれば，膵外分泌機能検査を行うことは推奨される．

▌文献▌

1) Lankisch PG, Lembcke B, Wemken G, et al. Functional reserve capacity of the exocrine pancreas. Digestion 1986; 35: 175-181（横断）
2) 日本膵臓学会．日本膵臓学会慢性膵炎臨床診断基準 2001．膵臓 2001; 16: 560-561（ガイドライン）
3) Hayakawa T, Kondo T, Shibata T. Relationship between pancreatic exocrine function and histological changes in chronic pancreatitis. Am J Gastroenterol 1992; 87: 1170-1174（横断）
4) Mee AS, Girdwood AH, Walker E, et al. Comparison of the oral (PABA) pancreatic function test, the secretin-pancreozymin test and endoscopic retrograde pancreatography in chronic alcohol induced pancreatitis. Gut 1985; 26: 1257-1262（横断）
5) Kitagawa M, Naruse S, Ishiguro H, et al. Evaluating exocrine function tests for diagnosing chronic pancreatitis. Pancreas 1997; 15: 402-408（横断）
6) Kataoka K, Yamane Y, Kato M, et al. Diagnosis of chronic pancreatitis using noninvasive tests of exocrine pancreatic function: comparison to duodenal intubation tests. Pancreas 1997; 15: 409-415（ケースコントロール）
7) 長崎　裕．便中エラスターゼ I による膵外分泌機能の検討．東北医学雑誌 2005; 117: 73-75（ケースコントロール）
8) 石井敬基，河野　匡，伊藤あすか，ほか．^{13}C-ジペプチド（Benzoyl-L-Tyrosyl-[l-^{13}C]-a; alanine）呼気テストによる簡易膵外分泌機能検査法．消化器科 2004; 39: 174-177（ケースコントロール）
9) Löhr JM, Panic N, Vujasinovic M, et al. The ageing pancreas: a systematic review of the evidence and analysis of the consequences. J Intern Med 2018; 283: 446-460
10) 竹田昌弘．便中エラスターゼ 1 測定を中心とした膵外分泌機能検査の評価．臨床病理 2002; 50: 893-898（横断）
11) Yasokawa K, Ito K, Tamada T, et al. Noninvasive investigation of exocrine pancreatic function: Feasibility of cine dynamic MRCP with a spatially selective inversion‐recovery pulse. J Magn Reson Imaging 2015; 42: 1266-1271（横断）
12) Yasokawa K, Ito K, Kanki A, et al. Evaluation of pancreatic exocrine insufficiency by cine-dynamic MRCP using spatially selective inversion-recovery (IR) pulse: Correlation with severity of chronic pancreatitis based on morphological changes of pancreatic duct. Magn Reson Imaging 2018; 48: 70-73（横断）
13) Sperti C, Moletta L. Staging chronic pancreatitis with exocrine function tests: are we better? World J Gastroenterol 2017; 23: 6927-6930（横断）

BQ 3-4

慢性膵炎の病期の判定に膵内分泌機能検査は有用か？

回答

● 慢性膵炎の病期の判定に膵内分泌機能検査は有用である．

解説

慢性膵炎の進行の程度と内因性インスリン分泌能は相関を認めると報告されており，膵内分泌機能検査は慢性膵炎の病期の判定に有用である．

慢性膵炎に伴う耐糖能異常は膵性糖尿病のひとつであり，慢性膵炎の進展に伴い，膵ランゲルハンス島の破壊や減少により膵 β 細胞のインスリン分泌低下，次いで膵 α 細胞からのグルカゴン分泌低下も伴ってくることにより起こる病態である[1〜4]．したがって，慢性膵炎に伴う膵性糖尿病の病期は β 細胞のインスリン分泌能および α 細胞のグルカゴン分泌能で評価することができる．

インスリン分泌能の評価は経口糖負荷試験（OGTT）による血中インスリン値および尿中 C-ペプチド（CPR）測定が用いられる．OGTT は慢性膵炎の形態学的異常の程度と相関は認められない[5]が，外分泌機能検査であるセクレチン試験と相関を認める[6]と報告されている．慢性膵炎で耐糖能異常の有無の判定は，OGTT の施行が推奨される[6,7]．他方グルカゴン負荷試験は内因性インスリン分泌能が評価できる有用な検査法で，負荷後 CPR や ΔC-ペプチド（ΔCPR）で評価する[8,9]．24 時間尿中 CPR 排泄量が $20\,\mu$g/日以下や，グルカゴン負荷試験で ΔCPR 値が 1.0ng/mL 未満などがインスリン依存状態の目安となる[3,10]．慢性膵炎の進行の程度と，形態学的異常[8]および外分泌機能障害[9]の程度とも相関を認めると報告され，慢性膵炎の病期の判定に推奨される．さらに，アルギニン負荷試験は α 細胞からのグルカゴン分泌能の評価が可能であり，膵性糖尿病の重症度や治療法の選択に有用である[3,11,12]が，近年施行頻度は減少している．一方で，ELISA 法によるグルカゴン測定が最近可能となったことから，慢性膵炎におけるグルカゴン分泌能の評価法を今後検討していく必要がある．

1. グルカゴン負荷試験

グルカゴン 1mg を静注し，静注前，5 または 6 分，および 10 分後の C-ペプチド（CPR）を測定する．負荷後の CPR 値（ng/mL）や，頂値と前値の差（ΔCPR）でインスリン分泌能を評価する．血清 CPR 6 分値＞4.0，ΔCPR＞2.0 をインスリン分泌予備能が保たれている，血清 CPR 6 分値＜2.0，ΔCPR＜1.0 をインスリン依存状態に近い，血清 CPR 6 分値＜1.0，ΔCPR＜0.5 をインスリン依存状態と推定する[13]．

2. アルギニン負荷試験

10％アルギニン溶液 300mL（塩酸 L-アルギニン 30g）を 30 分間で点滴静注し，前，10 分，20 分，30 分，40 分，50 分，60 分および 90 分後の血中グルカゴン値を測定する．今後 ELISA 法によるグルカゴン分泌能の正常値の検討が必要である．

第3章 病期診断

■文献■

1) Ito T, Igarashi H, Kawabe K, et al. Epidemiological study of pancreatic diabetes in japan in 2005: a nationwide study. Pancreas 2010; **39**: 829-835（横断）

2) Kawabe K, Ito T, Igarashi, H, et al. The current managements of pancreatic diabetes in Japan. Clin J Gastroenterol 2009; **2**: 1-8

3) 柳町　幸，佐藤江里，丹藤雄介，ほか．膵疾患における膵内分泌機能障害の評価と治療．膵臓 2017; **32**: 679-686

4) 藤森　尚，末廣侑大，村上正俊，ほか．膵性糖尿病の診断と治療．胆と膵 2019; **40**: 1179-1183

5) Maartense S, Ledeboer M, Masclee AAM. Chronic pancreatitis: Relation between function and morphology. Dig Liver Dis 2004; **36**: 61-67（ケースコントロール）

6) Koizumi M, Yoshida Y, Abe N, et al. Pancreatic diabetes in Japan. Pancreas 1998; **16**: 385-391（コホート）

7) Duggan SN, Ewald N, Kelleher L, et al. The nutritional management of type 3c (pancreatogenic) diabetes in chronic pancreatitis. Eur J Clin Nutr 2017; **71**: 3-8

8) 内海　真，高砂子憲嗣，武藤英二．慢性膵炎における膵管障害と耐糖能異常―グルカゴン負荷試験の有用性．膵臓 1989; **4**: 494-499（ケースコントロール）

9) Cavallini G, Bovo P, Zamboni M, et al. Exocrine and endocrine functional reserve in the course of chronic pancreatitis as studied by maximal stimulation tests. Dig Dis Sci 1992; **37**: 93-96（ケースコントロール）

10) 日本糖尿病学会（編・著）．糖尿病に関する指標．糖尿病治療ガイド 2018-2019，文光堂，東京，2018: p.11-14

11) 石塚達夫，安田圭吾，梶田和男，ほか．慢性膵炎における ERCP による膵管像の変化とインスリンおよびグルカゴン分泌能との関係．糖尿病 1986; **29**: 903-911（ケースシリーズ）

12) von Tirpitz C, Glasbrenner B, Mayer D, et al. Comparison of different endocrine stimulation tests in non-diabetic patients with chronic pancreatitis. Hepatogastroenterology 1998; **45**: 1111-1116（ケースコントロール）

13) 日本糖尿病学会（編・著）．糖尿病専門医研修ガイドブック，第 7 版，診断と治療社，東京，2017: p.137

第4章
治療

BQ 4-1

慢性膵炎の内科的治療にはどのようなものがあるか？

回答

● 慢性膵炎の内科的治療には，その成因を踏まえた生活指導と病期や病態に適した食事指導，薬物療法，内視鏡的治療などがある．

解説

　慢性膵炎の内科的治療では，その成因を踏まえた生活指導とともに，それぞれの病期や病態に適した食事指導，薬物療法，内視鏡的治療などによる集学的治療が行われる．慢性膵炎の病期は潜在期，代償期，移行期，非代償期に大別され，代償期には反復する膵炎再燃の予防と腹痛のコントロール，非代償期には膵内外分泌機能低下による消化吸収不良症状，栄養障害および膵性糖尿病の治療が中心となる．

　慢性膵炎における生活指導の基本は，断酒と禁煙である．長期間にわたる過度の飲酒の継続により，慢性膵炎の発症リスクは飲酒量に比例して上昇する[1,2]．断酒により慢性膵炎の発症および進行のリスクは低下し，生命予後の改善が期待できる[3,4]．また，喫煙は慢性膵炎の発症と進行に関連する独立した危険因子であり，禁煙により発症リスクが低下したとする報告がみられる[5]．

　食事指導としては，腹痛や背部痛を繰り返す時期には，炭水化物主体とした1日の脂肪摂取量30〜35gの低脂肪食とする[6]．しかし，過度の脂肪制限を長期に続けると脂溶性ビタミン（A，D，E，K）や微量元素の欠乏をきたすため，腹痛のない時期には栄養状態を評価しながら蛋白質や脂肪の摂取量を増やす必要がある[7]．また，低脂肪性の経腸成分栄養剤が慢性膵炎患者の除痛と栄養の改善に有効とする報告がみられる[8]．

　薬物療法としては，慢性膵炎の頑固な腹痛には，まず非ステロイド抗炎症薬（NSAIDs）が用いられる．次に弱オピオイドを用い，効果が不十分の場合は強オピオイドの使用が検討されるが，それらの依存性に注意する必要がある．その他に，膵外分泌刺激を抑制する目的に抗コリン薬や膵消化酵素薬，膵炎の痛みを軽減するために蛋白分解酵素阻害薬が使用される．

　一方，非代償期の膵外分泌機能不全による消化吸収不良症状には，リパーゼ力価の高い腸溶型パンクレアチン製剤を用いた膵消化酵素補充療法を行い，効果不十分な場合には胃酸分泌抑制薬を併用する[9,10]．膵性糖尿病では十分量の膵消化酵素補充療法を併用したうえでのインスリン治療が基本となり，栄養状態の改善・維持を優先させるため，高血糖を回避したカロリー制限は行わない．また，膵性糖尿病は α 細胞機能低下により，治療中に低血糖を生じやすく，遷延する傾向があるため注意を要する[7]．

　なお，内視鏡的治療についてはBQ 4-2を参照されたい．

文献

1) Irving HM, Samokhvalov AV, Rehm J. Alcohol as a risk factor for pancreatitis: a systematic review and meta-analysis. JOP 2009; **10**: 387-392 (メタ)
2) Kume K, Masamune A, Ariga H, et al. Alcohol consumption and the risk for developing pancreatitis: a case-control study in Japan. Pancreas 2015; **44**: 53-58 (ケースコントロール)

3) Gullo L, Barbara L, Labo G. Effect of cessation of alcohol use on the course of pancreatic dysfunction in alcoholic pancreatitis. Gastroenterology 1988; **95**: 1063-1068（コホート）

4) Strum WB. Abstinence in alcoholic chronic pancreatitis: effect on pain and outcome. J Clin Gastroenterol 1995; **20**: 37-41（コホート）

5) Andriulli A, Botteri E, Almasio PL, et al. Smoking as a cofactor for causation of chronic pancreatitis: a meta-analysis. Pancreas 2010; **39**: 1205-1210（メタ）

6) 伊藤鉄英, 安田幹彦, 河辺　顕, ほか. 慢性膵炎の栄養療法. 日本消化器病学会雑誌 2007; **104**: 1722-1727

7) 下瀬川　徹, 伊藤鉄英, 中村太一, ほか. 慢性膵炎の断酒・生活指導指針. 膵臓 2010; **25**: 617-681（ガイドライン）

8) Kataoka K, Sakagami J, Hirota M, et al. Effects of oral ingestion of the elemental diet in patients with painful pancreatitis in the real-life setting in Japan. Pancreas 2014; **42**: 451-457（コホート）

9) de la Iglesia-Garcia D, Huang W, Szatmary P, et al. Efficacy of pancreatic enzyme replacement therapy in chronic pancreatitis: systematic review and meta-analysis. Gut 2017; **66**: 1354-1355（メタ）

10) Bruno MJ, Rauws EA, Hoek FJ, et al. Comparative effects of adjuvant cimetidine and omeprazole during pancreatic enzyme replacement therapy. Dig Dis Sci 1994; **39**: 988-992（ランダム）

第4章　治療

慢性膵炎の内視鏡的治療にはどのようなものがあるか？

回答

● 膵管口切開術，内視鏡的結石除去術，砕石術，膵管狭窄部拡張術，膵管ステント留置術，胆管狭窄部拡張術，胆管ステント留置術，仮性囊胞ドレナージ術（内視鏡的，超音波内視鏡下），腹腔神経叢融解術またはブロックなどがある．

解説

慢性膵炎に対する内視鏡的治療は，一般に主膵管の閉塞からくる腹痛などの有症状例が対象とされている．

有症状の慢性膵炎に対する外科的治療と内視鏡的治療の 39 例の RCT によれば，2 年後のフォローアップで完全あるいは部分的疼痛の軽減が，外科的治療群 75％，内視鏡的治療（ステント，膵石除去術）群 32％で有意に外科的治療群が良好であった（$p = 0.007$）[1]．さらに，これらの群の 5 年後のフォローアップの RCT によれば，初回治療として外科的治療を受けた群の 5％が追加的ドレナージを必要としたが，内視鏡的治療群は 68％と多く，またその回数も多いこと（median，12 vs. 4，$p = 0.001$）が示された[2]．さらに，内視鏡的治療群の 47％は，結果的に外科的治療を受けていた．ほかの有症状の慢性膵炎に対する外科的治療と内視鏡的治療の 72 例の RCT の 5 年後のフォローアップにおいても，疼痛消失，軽減が外科的治療群 34％，52％に対して内視鏡的治療群は 15％，46％と外科的治療群が疼痛消失において有意に効果的であったが，低侵襲であることから内視鏡的治療を第一選択治療として推奨している[3]．

内視鏡的治療の効果判定は，6〜8 週後に行い[4]，十分な効果が得られないと判断される場合はほかの方法を検討すべきである．

1. 膵石の治療

膵石症治療に関する日本の全国調査の結果では，体外衝撃波結石破砕術（ESWL）単独が 5.6％，ESWL と内視鏡的治療の併用が 24.3％，内視鏡的治療単独が 14.2％，外科的治療が 9.1％の患者に対して行われていた[5]．ESWL は破砕片が 3 mm 以下になることを目標として頭部側の結石から順次破砕し，破砕されても結石が消失しない場合には内視鏡的治療を併用する．この場合の内視鏡的治療には，内視鏡的膵管口切開術，内視鏡的結石除去術，内視鏡的膵管ステント留置術などがある．なお，5 mm を超えるような大きな膵石に対して，胆道結石に使用する破砕用バスケットを用いて砕石術を行うとバスケット破損や嵌頓など偶発症のリスクがあるため，ESWL による破砕を優先する[6]．ESGE ガイドラインでは，ESWL が不可能な場合，膵管鏡下電気水圧式結石破砕療法（EHL），レーザー結石破砕療法などが勧められているが，まだ研究レベルのエビデンスである（現在のところ日本では薬事未承認）[4,7]．

2. 膵管狭窄・閉塞に対する膵管ステント治療

膵管ステントは，1983 年富士らによりはじめて膵管に挿入され[8]，1990 年代に慢性膵炎の疼

痛治療，膵管狭窄の治療法として有用性が報告されるようになった[9,10]．2006年には，1本のステントでは膵頭の狭窄解除不能であった19例に対して複数のステントを挿入し狭窄解除効果を評価した研究が報告された．中央値3本のステントを挿入し，ステント抜去後平均38ヵ月の経過観察がなされ，84%が無症状で，10.5%に有症状の膵管狭窄をきたした[11]．これらのデータから臨床では，疼痛を伴うあるいは尾側膵管が6mm以上拡張する膵管狭窄に対しては，10Frのプラスチックステントを少なくともステント機能不全あるいは6ヵ月毎の交換をした継続1年間を行い評価し，不十分な場合には，複数本のプラスチックステント挿入あるいは外科手術を考慮することが推奨されている[4]．

さらに，研究レベルでメタリックステントによる成績も報告され，疼痛軽減が82.5%と良好であり将来性に期待が持てるが，ステント迷入8.2%が問題であると報告している[12]．さらに，このステント迷入やステント誘発膵管狭窄をきたしにくい末端形状を持つダンベル型ステントの成績が報告され，25全例の膵管狭窄が解除され，中央値34ヵ月の長期経過観察においても膵管再狭窄2例（8%）のみにステント再挿入を行ったとしている[13]．

3. 仮性嚢胞の治療

慢性膵炎による仮性嚢胞は，急性膵炎による仮性嚢胞や被包化膵壊死（walled-off necrosis：WON）とは異なる．その多くは膵内嚢胞であり，WONのように消化管壁との癒着は少ない[14]．したがって，経乳頭的ドレナージあるいは超音波内視鏡的（経消化管的，アンテグレード，ランデブー）ドレナージで治療することが推奨される．仮性嚢胞に対する経消化管的内視鏡ドレナージはRogersがはじめて報告している[15]．これは消化管粘膜の膨隆部を盲目的に高周波を用いて胃から仮性嚢胞を穿刺し，ステントを留置したものである．その後，Grimmら[16]が，EUS下ドレナージを報告し，現在ではその手技は広く普及している．経消化管的ドレナージを行った症例では，経過中に主膵管の狭窄の有無をMRCP，ERCPで評価し，狭窄を有する症例では前項で述べた膵管ステントを留置し再発防止する[4]．なお，まれに，内視鏡的ドレナージが困難な症例も存在するが，その際には外科的手術（嚢胞空腸吻合術など）を考慮する[4]．

4. 胆管狭窄に対するステント留置術

一般的に慢性膵炎の3〜23%，最大では46%に胆管狭窄を合併するとされている[4,17]．無症候性の胆道酵素の上昇，黄疸，胆管炎の20〜50%は1ヵ月以内に自然消退するとされ，1ヵ月以上持続する症例が胆道ドレナージの適応とされる[4,18]．ただし，悪性腫瘍の否定は必須である．

慢性膵炎による胆管狭窄に対する外科的治療と内視鏡的治療（プラスチックステント複数本あるいはメタリックステント）の比較試験は，単一施設の39例の後ろ向き研究によると偶発症が外科的治療83%に対し，内視鏡的治療21%と少ないが，2年後の胆管狭窄解除率は内視鏡的治療15%，外科的治療66%であり，外科第一選択例と内視鏡的治療不良後の外科的治療例の術後成績は同等であったとの報告がある[19]．

慢性膵炎，肝移植後などが主な対象である22論文，1,298例のメタアナリシスによれば，良性胆管狭窄のcovered self-expandable metallic stent（CSEMS）の解除率は83%，再発率16%であった．このうちの4つのCSEMSとプラスチックステントとのRCTの213例では，胆管狭窄の解除率，再発率，偶発症率のrelative risk（RRs）が，それぞれ1.07（0.97〜1.18），0.88（0.48〜1.63），1.16（0.71〜1.88）と同等であった[20]．しかし，ERCPの回数は，CSEMS群で−1.71（−2.33〜−1.09）で少ない回数で同様の効果が得られていた[23]．

第4章 治療

慢性膵炎の胆管狭窄のみを対象とし，CSEMS 群か 3 本のプラスチックステント群に割り当てられ，3 ヵ月後 CSEMS の位置調整，あるいは 3 本のプラスチックステントの入れ替えを行い，6 ヵ月後にステントを抜去し，その後中央値 40 ヵ月の経過観察を行った 60 例の多施設前向き研究の RCT によれば，2 年後の胆管狭窄解除率は，CSEMS 群 92％，3 本のプラスチックステント群 90％と有意な差が認められなかった（$p=0.405$）[21]．ステント逸脱は，CSEMS 群 2 回（7％），3 本のプラスチックステント群 3 回（10％）と同様に有意な差が認められなかった（$p=1.000$）[21]．

5. 慢性膵炎疼痛に対する腹腔神経叢融解術・ブロック治療

腹腔神経叢破壊術 EUS-CPN/CGN は，腹腔動脈起始部近傍（central 法と bilateral 法がある）に，局所麻酔薬と無水エタノールあるいはフェノールを局注して，神経叢を破壊する方法で，ガングリオンに直接局注する方法が CGN である．一方，腹腔神経叢ブロックは，局所麻酔薬＋ステロイドを局注して疼痛コントロールを行う方法である．

RCT による経皮的アプローチ法と EUS-CPN の比較では，経皮的 30％に対し EUS-CPN が 70％と後者が有意に有効であると報告されている[22]．システマティックレビューによれば，慢性膵炎疼痛に対する EUS-CPN，EUS-CPB の成功率は 59.4％，51.46％と約半分であり，その治療効果も数ヵ月で低下する[23]．

偶発症に関しては，30％に及ぶ軽症の一時的な下痢，腹痛，低血圧に加えて後腹膜出血，膿瘍，腹部虚血性疾患，下肢麻痺，死亡例などが報告されている[24]．

以上のような現状を踏まえ，良性疾患であるため何度も繰り返さなければならない慢性膵炎への適応を考えると，緊急避難的に専門施設で行う治療と考える[22, 25]．

■文献■

1) Ditte P, Ruzicka M, Zboril V, et al. A prospective, randomized trial comparing endoscopic and surgical therapy for chronic pancreatitis. Endoscopy 2003; **35**: 553-558（ランダム）

2) Cahen DL, Gouma DJ, Laramee P, et al. Endoscopic versus surgical drainage of the pancreatic duct in chronic pancreatitis. N Engl J Med 2007; **356**: 676-684（ランダム）

3) Cahen DL, Gouma DJ, Laramee P, et al. Long-term outcomes of endoscopic vs surgical drainage of the pancreatic duct in patients with chronic pancreatitis. Gastroenterology 2011; **141**: 1690-1695（ランダム）

4) Dumonceau JM, Delhaye M, Tringali A, et al. Endoscopic treatment of chronic pancreatitis: European society of gastrointestinal endoscopy (ESGE) guideline-updated August 2018. Endoscopy 2019; **51**: 179-193（ガイドライン）

5) Inui K, Masamune A, Igarashi Y, et al. Management of pancreatolithiasis: a nationwide survey in Japan. Pancreas 2018; **47**: 708-714（横断）

6) Inui K, Igarashi Y, Irisawa A, et al. Japanese clinical guidelines for endoscopic treatment of pancreatolithiasis. Pancreas 2015; **44**: 1053-1064（ガイドライン）

7) Beyna T, Neuhaus H, Gerges C. Endoscopic treatment of pancreatic duct stones under direct vision: revolution or resignation? systemic review. Dig Endosc 2018; **30**: 29-37（メタ）

8) 富士 匡，有山重美，天野秀雄，ほか．内視鏡的逆行性膵管ドレナージ．Gastroenterological Endoscopy 1983; **25**: 310-312（ケースシリーズ）

9) Cremer M, Deviere J, Delhave M, et al. Stenting in severe chronic pancreatitis: results of medium-term follow-up in seventy-six patients. Endoscopy 1991; **23**: 171-176（ケースコントロール）

10) Ponchon T, Roger M, Bory M, et al. Endoscopic stenting for pain relief in chronic pancreatitis: results of a standardized protocol. Gastrointest Endosc 1995; **42**: 452-456（コホート）

11) Costamagna G, Bulajic M, Tringali A, et al. Multiple stenting of refractory pancreatic duct stricture in severe chronic pancreatitis: long-term results. Endoscopy 2006; **38**: 254-259（コホート）

12) Shen Y, Liu M, Chen M, et al. Covered metal stent or multiple plastic stents for refractory pancreatic ductal stricture in chronic pancreatitis: a systemic review. Pancreatology 2014; **14**: 87-90（メタ）

13) Lee YN, Moon JH, Park JK, et al. Preliminary study of a modified, nonflared, short, fully covered metal stent for refractory benign pancreatic duct strictures. Gastrointest Endosc 2020; **91**: 826-833（コホート）

14) Banks PA, Bollen TL, Dervenis C, et al; Acute Pancreatitis Classification Working Group. Classification of acute pancreatitis—2012: revision of the Atlanta classification and definitions by international consensus. GUT 2013; **62**: 102-111 (ガイドライン)

15) Rogers BHG, Cicurel NJ, Seed RW. Transgastric needle aspiration of pancreatic pseudocyst through an endoscope. Gastrointest Endosc 1975; **21**: 133-134 (コホート)

16) Grimm H, Binmoeller K, Soehendra N. Endosonography-guided drainage of a pancreas pseudocyst. Gastrointest Endosc 1992; **38**: 170 (ケースシリーズ)

17) Abdallah AA, Krige JEJ, Bornman PC. Biliary tract obstruction in chronic pancreatitis. HPB (Oxford) 2007; **9**: 421-428 (メタ)

18) Frey CF, Suzuki M, Isaji S. Treatment of chronic pancreatitis complicated by obstruction of the common bile duct or duodenum. World J Surg 1990; **14**: 59-69 (コホート)

19) Regimbeau JM, Fuks D, Bartoli E, et al. A comparative study of surgery and endoscopy for the treatment of bile duct stricture in patients with chronic pancreatitis. Surg Endosc 2012; **26**: 2902-2908 (ケースコントロール)

20) Khan MA, Baron TH, Kamal F, et al. Efficacy of self-expandable metal stents in management of benign biliary strictures and comparison with multiple plastic stents: a meta-analysis. Endoscopy 2017; **49**: 682-694 (メタ)

21) Haapamaki C, Kylanpaa L, Udd M, et al. randomized multicenter study of multiple plastic stent vs. covered self-expandable metallic stent in the treatment of biliary stricture in chronic pancreatitis. Endoscopy 2015; **47**: 605-610 (ランダム)

22) Santosh D, Lakhtakia S, Gupta R, et al. Clinical trial; a randomized trial comparing fluoroscopy guided percutaneous technique vs. endoscopic ultrasound guided technique of Celiac plexus block for treatment of pain in chronic pancreatitis. Aliment Pharmacol Ther 2009; **29**: 979-984 (ランダム)

23) Fabbri C, Luigiano C, Lisotti A, et al. Endoscopic ultrasound-guided treatments: are we getting evidence based- a systemic review. World J Gastroenterol 2014; **20**: 8424-8448 (メタ)

24) Alvarez-Sanchez MV, Jenssen C, Faiss S, et al. Interventional endoscopic ultrasonography: an overview of safety and complications. Surg Endosc 2014; **28**: 712-734 (メタ)

25) Michaels A, draganov PV. Endoscopic ultrasonography guided celiac plexus neurolysis and celiac plexus block in the management of pain due to pancreatic cancer and chronic pancreatitis. World J Gastroenterol 2007; **13**: 3575-3580 (メタ)

第4章 治療

慢性膵炎の外科的治療にはどのようなものがあるか？

回 答

● 慢性膵炎に対する外科的治療は，内科的治療に抵抗性の難治性疼痛，閉塞性黄疸などの合併症，癌合併を疑う場合に適応となり，特に，疼痛対策として行われる外科的治療は膵切除術と膵管減圧術に大別され，病変の部位や性状によって術式が選択される．

解説

　慢性膵炎に対する外科的治療は，内視鏡的治療を含む内科的治療に抵抗性の疼痛を伴う場合，膵内胆管狭窄による閉塞性黄疸や，十二指腸狭窄，仮性動脈瘤，膵性腹水などの合併症に対して内科的治療が奏効しない場合，そして癌合併を疑う場合に適応となり，癌合併を疑う場合には膵癌治療に準じた膵切除術が，合併症例に対してはそれぞれの病変に応じたバイパス術などが選択される．

　一方，難治性疼痛に対する外科的治療は，膵切除術と膵管ドレナージ術に大別される．主膵管拡張が存在する場合には膵管減圧が疼痛緩和に有効である．これまでに膵管減圧を目的として様々な術式が考案されてきたが[1~9]，現在では，拡張膵管を切開して空腸と側々吻合する膵管空腸側々吻合術が膵管ドレナージ手術として広く行われている（図1）．さらに，膵頭部にも膵石などの病変が存在し，膵体尾部の主膵管減圧のみでは疼痛緩和効果が不十分であると予想される症例には膵頭部のくり抜きを追加する Frey 手術が適応となる（図2）[10]．Frey 手術を行うこ

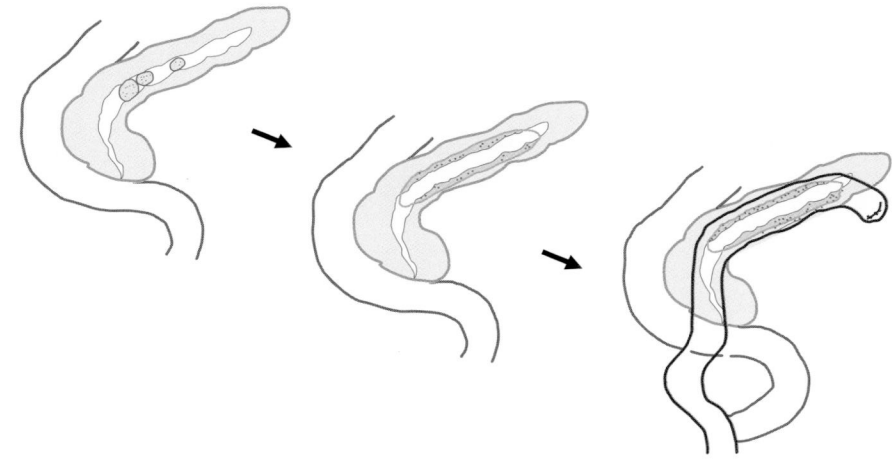

図1　膵管空腸側々吻合術

膵管空腸側々吻合術は膵頭部病変のない主膵管拡張を伴う症例に対して適応がある．膵体尾部の前面を開放し，膵体尾部の主膵管を広く切開し結石を除去したのちに，縦方向に広く開放された膵管切開部に沿って，Roux-en-Y 法にて挙上した空腸係蹄を側々吻合し，主膵管を挙上空腸内腔に広く開放減圧する．

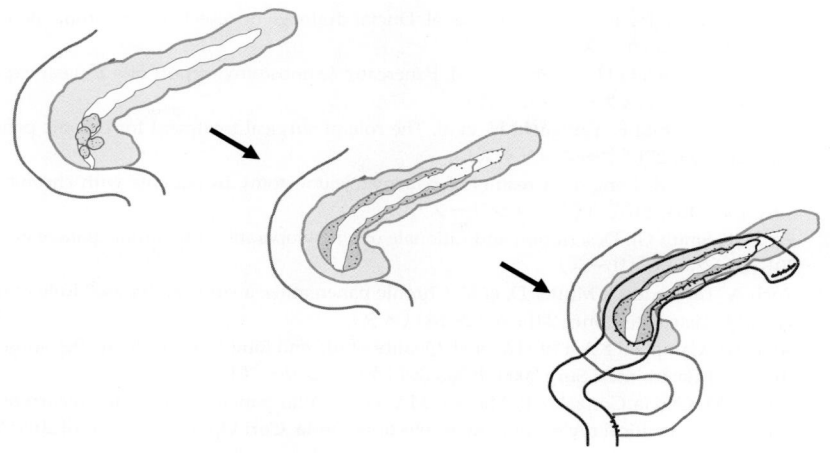

図2　Frey 手術

Frey 手術は膵頭部に結石を伴った主膵管拡張を伴う症例に対して適応がある．膵管空腸側々吻合術に加えて膵頭前面組織をくり抜いて主膵管を膵頭部からは膵体尾部の前面まで広く開放し，主膵管内の結石を可及的に除去したのちに，縦方向に広く開放された膵管切開部に沿って，Roux-en-Y 法にて挙上した空腸係蹄を側々吻合し，膵頭部を含めた主膵管を挙上空腸内腔に広く開放減圧する．

とで90％内外の疼痛緩和率が得られることが報告されている[11]．

　それに対して，膵管拡張を伴わない症例では，膵病変の部位に応じて，尾側膵切除術や膵頭十二指腸切除術などが選択される．膵切除術の疼痛寛解率は膵管減圧術と同等ではあるが，合併症発生率や術後新規糖尿病発生率が膵管減圧術より有意に高いことが報告されており[12]，膵切除術は膵管拡張がない場合にのみ選択すべきである．また，症例によっては，膵管減圧術と膵切除術を組み合わせた術式も行われる．

　膵管拡張がなく膵全体に病変が広がっており，疼痛対策としての薬物療法や神経ブロックが無効な場合には，膵全摘術が考慮される[13]．しかし，膵全摘術後でも除痛効果は完全ではなく，特に術前に麻薬を使用している例では除痛効果が不良であることが報告されている．膵全摘術後には膵内外分泌機能が完全に脱落し，一生涯にわたってインスリン治療や膵消化酵素薬の補充を含めた厳密な代謝栄養管理が不可欠となる．長期追跡例の解析では遠隔死亡のなかにアルコール摂取再開から血糖管理不良で死亡した例が多数報告されており，慢性膵炎に対する膵全摘術は社会的環境を含めて術後の適切な生活管理が可能な症例に限って考慮すべき術式である．

文献

1) Puestow CB, Gillesby WJ. Retrograde surgical drainage of pancreas for chronic relapsing pancreatitis. Arch Surg 1958; **76**: 898-907（ケースシリーズ）
2) Partington PF, Rochelle REL. Modified Puestow procedure for retrograde drainage of the pancreatic duct. Ann Surg 1960; **152**: 1037-1043（ケースシリーズ）
3) Nardi GL. Technique of sphincteroplasty in recurrent pancreatitis. Surg Gynecol Obstet 1960; **110**: 639-640（ケースシリーズ）
4) Du Val MK Jr. Caudal pancreaticojejunostomy for chronic relapsing pancreatitis. Ann Surg 1954; **110**: 775-785（ケースシリーズ）
5) Prinz RA, Greelee HB. Pancreatic duct drainage in 100 patients with chronic pancreatitis. Ann Surg 1981; **194**: 313-312（横断）

第4章　治療

6)　Taylor RH, Bagley FH, Braash AW, et al. Ductal drainage or resection for chronic pancreatitis. Am J Surg 1981; **141**: 28-33（ケースシリーズ）

7)　Hart MJ, Miyashita H, Morita N, et al. Pancreaticojejunostomy -report of a 25 year experience. Am J Surg 1983; **145**: 567-571（ケースシリーズ）

8)　Sato T, Miyashita E, Yamauchi H, et al. The role of surgical treatment for chronic pancreatitis. Ann Surg 1986; **203**: 266-271（ケースシリーズ）

9)　Bradley EL 3rd. Long-term results of pancreatojejunostomy in patients with chronic pancreatitis. Am J Surg 1987; **153**: 207-213（ケースシリーズ）

10)　Frey CF, Smith GJ. Description and rationale of a new operation for chronic pancreatitis. Pancreas 1987; **2**: 701-707（ケースシリーズ）

11)　Roch A, Teyssedou J, Mutter D, et al. Chronic pancreatitis: a surgical disease? Role of the Frey procedure. World J Gastrointest Surg 2014: **6**: 129-135（メタ）

12)　Sohn TA, Campbell KA, Pitt HA, et al. Quality of life and long-term survival after surgery for chronic pancreatitis. J Gastrointest Surg 2000; **4**: 355-364（ケースシリーズ）

13)　Faghih M, Garcia Gonzalez F, Makary MA, et al. Total pancreatectomy for recurrent acute and chronic pancreatitis: a critical review of patient selectioncriteria. Curr Opin Gastroenterol 2017: **33**: 330-338（メタ）

BQ 4-4

治療方針決定のために成因検索は有用か？

回答

- 慢性膵炎の成因やリスク因子の検索は，それぞれの患者の長期的な予後を念頭に置いた治療方針の決定に有用である．

解説

2011年の慢性膵炎の実態に関する全国調査によると，慢性膵炎の成因はアルコール性69.6%，特発性21.0%，急性膵炎2.2%，胆石性1.3%，遺伝性・家族性0.7%，自己免疫性0.6%であった．男性ではアルコール性78.0%，特発性14.0%であったが，女性では特発性が53.6%と最も多く，次いでアルコール性が30.2%であった[1]．

エタノール換算で1日20g以上のアルコール摂取の継続は，飲酒量に比例して慢性膵炎の発症リスクが高くなり，特に60g以上の摂取により，そのリスクは急上昇する[2]．また，女性は男性に比べて，より若年で，少ない累積飲酒量でアルコール性慢性膵炎を発症する[1,3]．アルコール性では，非アルコール性慢性膵炎に比較して，慢性膵炎の発症年齢はより若く，腹痛の軽減は得られにくく，膵石や糖尿病を合併する頻度も高い．しかし，断酒により慢性膵炎の発症と進行のリスクは低下し，腹痛消失率が高くなる．また，糖尿病合併率は低下し，生命予後の改善が期待できる[4]．

多くの疫学研究により，喫煙は慢性膵炎の発症と膵石灰化や膵外分泌機能不全を促進する独立したリスク因子であり，喫煙量に依存して慢性膵炎の発症頻度は増加することが明らかにされている[5,6]．アルコール性慢性膵炎に喫煙習慣が加わると，病態の進展がさらに促進される[5]．早期慢性膵炎83例の前向き調査でも，慢性膵炎確診へ進行した4例はいずれもアルコール性で，喫煙歴を有していた[7]．禁煙により慢性膵炎発症や膵石灰化のリスクが低下したとする報告[6]がみられ，禁煙は慢性膵炎の重要な治療のひとつと考えられる．

一方，慢性膵炎が膵癌のリスク因子であることは疫学研究により確立されており，飲酒継続例ではリスクはより高くなる[8]．また，遺伝性膵炎の膵癌リスクは69.0倍と非常に高く，喫煙によりそのリスクはさらに上昇するため，膵癌合併の高リスク群として，より厳格な断酒・禁煙とともに定期的なスクリーニング検査が望まれる[9]．

以上より，慢性膵炎の成因やリスク因子の検索は，それぞれの患者の長期的な予後を念頭に置いた治療方針の決定に重要であると考えられる．

文献

1) 下瀬川 徹，廣田衞久，正宗 淳，ほか．慢性膵炎の実態に関する全国調査．厚生労働科学研究費補助金（難治性疾患克服事業）難治性膵疾患に関する調査研究 平成25年度 総括・分担研究報告書，2013: p.167-172（コホート）
2) Kume K, Masamune A, Ariga H, et al. Alcohol consumption and the risk for developing pancreatitis: a case-control study in Japan. Pancreas 2015; 44: 53-58（ケースコントロール）
3) Durbec JP, Sarles H. Multicenter survey of the etiology of pancreatic diseases. Relationship between the relative risk of developing chronic pancreatitis and alcohol, protein and lipid consumption. Digestion

1978; **18**: 337-350（コホート）
4) Gullo L, Barbara L, Labo G. Effect of cessation of alcohol use on the course of pancreatic dysfunction in alcoholic pancreatitis. Gastroenterology 1988; **95**: 1063-1068（コホート）
5) Strum WB. Abstinence in alcoholic chronic pancreatitis: effect on pain and outcome. J Clin Gastroenterol 1995; **20**: 37-41（コホート）
6) Andriulli A, Botteri E, Almasio PL, et al. Smoking as a cofactor for causation of chronic pancreatitis: a meta-analysis. Pancreas 2010; **39**: 1205-1210（メタ）
7) Masamune A, Nabeshima T, Kikuta K, et al. Prospective study of chronic pancreatitis diagnosed based on the Japanese diagnostic criteria. J Gastroenterol 2019; **54**: 928-935（コホート）
8) 田中雅夫，上田純二，大塚隆生，ほか．慢性膵炎と膵癌の関連性についての調査研究．厚生労働科学研究補助金 難治性疾患等克服研究事業 難治性膵疾患に関する調査研究 平成 24 年度総括・分担研究報告書，2013: p.166-173（コホート）
9) Lowenfels AB, Maisonneuve P, Cavallini G, et al. pancreatitis and the risk of pancreatic cancer. International Pancreatitis Study Group. N Engl J Med 1993; **328**: 1433-1437（ケースコントロール）

BQ 4-5

治療方針決定のために病期の判定は有用か？

回答

● 慢性膵炎の治療方針決定のためには，臨床症状，画像所見および膵機能検査などにより病期を判定することが有用である．

解説

　一般に，慢性膵炎の病期は，膵実質と膵機能が十分温存されている潜在期と代償期，膵実質の障害が進み，膵機能低下が表れ始める移行期，膵実質の荒廃が進行し，膵内外分泌機能不全の状態となる非代償期に分類される．早期慢性膵炎は代償期のなかでも病態が可逆的な時期と考えられる[1,2]．

　代償期では膵炎の急性増悪を繰り返すため，急性膵炎とその合併症の治療，膵炎の再燃予防および腹痛のコントロールが治療の中心となる．腹痛発作を繰り返す時期には断酒，禁煙および脂肪を制限した食事療法を基本とする[2,3]．腹痛には，まず非ステロイド抗炎症薬（NSAIDs）を投与し，無効例には弱オピオイドを用いる．それでも効果が不十分なときには強オピオイドの投与を考慮する．ほかに，膵炎再燃の治療と腹痛に対して経口蛋白分解酵素阻害薬，膵外分泌刺激の抑制目的に抗コリン薬や膵消化酵素薬が用いられる．このような保存的治療で制御できない場合や膵石，膵管狭窄，膵仮性嚢胞などの合併症に対しては，ESWL を含む内視鏡的治療や手術療法の適応を検討する．

　非代償期では腹痛は軽減または消失する傾向にあるため，膵外分泌機能不全による消化吸収障害と栄養不良，内分泌機能不全による膵性糖尿病に対する治療が主体となる．すなわち，総カロリーを標準体重（kg）×30〜35 kcal とした食事療法とリパーゼ力価の高い腸溶型パンクレアチン製剤の投与を行い，効果が不十分な場合には胃酸分泌抑制薬を併用する[2~5]．膵性糖尿病には，栄養状態の改善・維持を優先させるため，適切なカロリー摂取と十分量の膵消化酵素薬補充療法を併用したうえでのインスリン療法を基本とする[6]．

　一方，移行期では個々の症例の病態，臨床症状および膵内外分泌機能障害の程度に応じて，代償期および非代償期における治療法のうち適切なものを選択して行う．

　以上のように，病期の違いにより慢性膵炎の病態と臨床症状は大きく異なるため，それぞれの病期に適した治療が必要となる．したがって，慢性膵炎の治療方針決定のためには，臨床症状，画像所見および膵機能検査などにより病期を判定することが極めて重要である．

文献

1)　日本膵臓学会．慢性膵炎臨床診断基準 2019．膵臓 2019; **34**: 279-281（ガイドライン）
2)　下瀬川　徹，伊藤鉄英，中村太一，ほか．慢性膵炎の断酒・生活指導指針．膵臓 2010; **25**: 617-681（ガイドライン）
3)　伊藤鉄英，安田幹彦，河辺　顕，ほか．慢性膵炎の栄養療法．日本消化器病学会雑誌 2007; **104**: 1722-1727
4)　de la Iglesia-Garcia D, Huang W, Szatmary P, et al. Efficacy of pancreatic enzyme replacement therapy in chronic pancreatitis: systematic review and meta-analysis. Gut 2017; **66**: 1354-1355（メタ）
5)　Bruno MJ, Rauws EA, Hoek FJ, et al. Comparative effects of adjuvant cimetidine and omeprazole during

pancreatic enzyme replacement therapy. Dig Dis Sci 1994; **39**: 988-992（ランダム）

6) Kataoka K, Sakagami J, Hirota M, et al. Effects of oral ingestion of the elemental diet in patients with painful pancreatitis in the real-life setting in Japan. Pancreas 2014; **42**: 451-457（コホート）

BQ 4-6　　　　　　　　　　　　　　　　　　　　(3) 生活指導

慢性膵炎の治療に断酒指導は有用か？

回答

● アルコール性慢性膵炎の治療に断酒指導は有用である.

解説

　飲酒はアルコール性急性膵炎から再発性急性膵炎そして慢性膵炎へと病態を進行させる危険因子であり[1]，断酒により急性膵炎再燃および慢性膵炎への進行を抑制できる可能性がある[2,3]. 日本人を対象とした急性膵炎の予後調査によると，アルコール性急性膵炎後に慢性膵炎へ進行した患者の割合は，完全に断酒できた場合が13.6%であったのに対し，節酒したが毎日飲酒した場合には23.3%，飲酒量が変わらない場合には40.9%であった[3].

　非アルコール性慢性膵炎患者と比較してアルコール性の患者では生活の質（QOL）が低く生命予後が不良であるが，断酒に成功した場合，腹痛消失率が高く[4~7]，死亡率も低下した[4,7]. 断酒はアルコール性慢性膵炎患者の予後改善に重要である. 断酒指導についてアルコール性急性膵炎患者を対象に実施された検討によると，退院時に一度だけ断酒指導を行った群と退院後も繰り返し断酒指導を行った群を比較したところ，後者で有意に急性膵炎の再燃率が低かった[8]. 断酒指導は根気よく繰り返し行うことが重要である.

　アルコール性慢性膵炎患者には，アルコール依存症と同様に永続的な禁酒を意味する「断酒」を指導することが原則である. 新アルコール・薬物使用障害の診断治療ガイドラインでは，①入院による治療が必要な患者，②飲酒に伴って生じる問題が重篤で社会・家庭生活が困難な患者，③臓器障害が重篤で飲酒により生命に危機があるような患者，④現在，緊急の治療を要するアルコール離脱症状（幻覚，痙攣，振戦など）のある患者については断酒を選択すべきとしている[9]. しかしながら，断酒を治療目標とすべきであるにもかかわらず，患者が断酒に応じない場合も多々ある. このガイドラインでは，そのような場合にまず説得し，それでも断酒できない場合は飲酒量を減らすことから始め，飲酒による害をできるだけ減らすという「ハームリダクション」の概念が提唱されている（図1）[9]. そのうえで，対応が難しい場合には専門医療機関へ紹介する.

文献

1) Samokhvalov AV, Rehm J, Roerecke M. Alcohol consumption as a risk factor for acute and chronic pancreatitis: a systematic review and a series of meta-analysis. EBioMedicine 2015; **2**: 1996-2002（メタ）
2) Nikkola J, Raty S, Laukkarinen J, et al. Abstinence after first acute alcohol-associated pancreatitis protects against recurrent pancreatitis and minimizes the risk of pancreatic dysfunction. Alcohol Alcohol 2013; **48**: 483-486（コホート）
3) Takeyama Y. Long-term prognosis of acute pancreatitis in Japan. Clin Gastroenterol Hepatol 2009; **7**: S15-S17（コホート）
4) Hayakawa T, Kondo T, Shibata T, et al. Chronic alcoholism and evolution of pain and prognosis in chronic pancreatitis. Dig Dis Sci 1989; **34**: 33-38（コホート）
5) Lankisch PG, Lohr-Happe A, Otto J, et al. Natural course in chronic pancreatitis. Digestion 1993; **54**: 148-155（コホート）

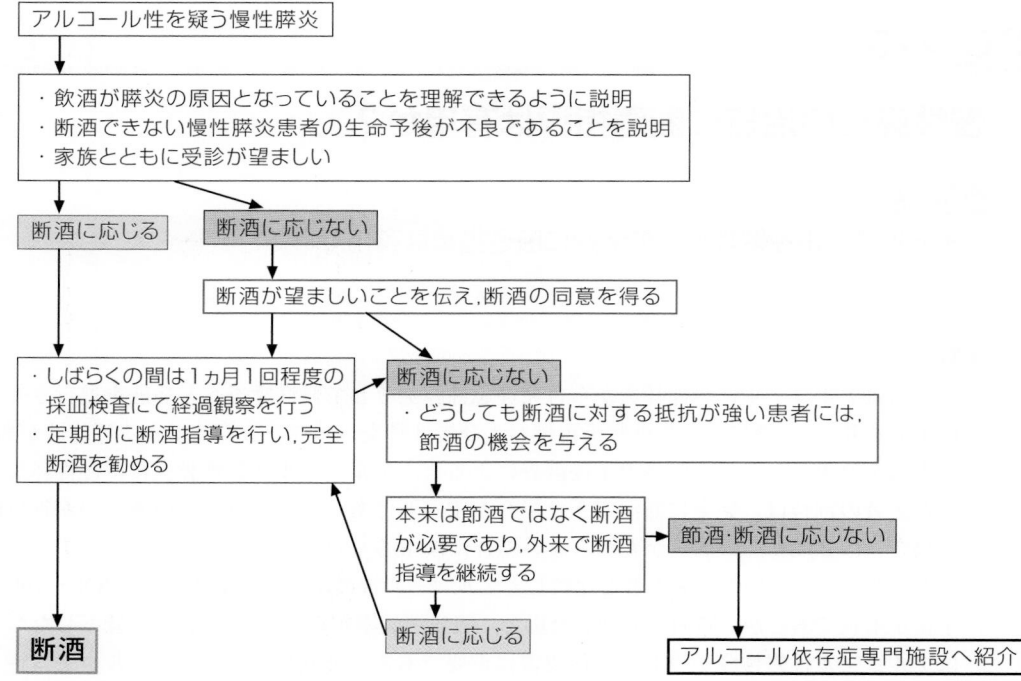

図1　断酒指導フローチャート

6)　Miyake H, Harada H, Kunichika K, et al. Clinical course and prognosis of chronic pancreatitis. Pancreas 1987; **2**: 378-385（コホート）

7)　Strum WB. Abstinence in alcoholic chronic pancreatitis: effect on pain and outcome. J Clin Gastroenterol 1995; **20**: 37-41（コホート）

8)　Nordback I, Pelli H, Lappalainen-Lehto R, et al. The recurrence of acute alcohol-associated pancreatitis can be reduced: a randomized controlled trial. Gastroenterology 2009; **136**: 848-855（ランダム）

9)　新アルコール・薬物使用障害の診断治療ガイドライン作成委員会（監）．新アルコール・薬物使用障害の診断治療ガイドライン，新興医学出版社，東京，2018（ガイドライン）

BQ 4-7

慢性膵炎の治療に病期を考慮した栄養療法は有用か？

回答

● 慢性膵炎患者に対する病期を考慮した栄養療法は有用である．腹痛を有する代償期の患者には短期的な脂肪制限食が有効である．一方，非代償期の患者には十分な膵消化酵素薬補充療法を行ったうえで脂肪を制限しない食事摂取が望ましい．

解説

　慢性膵炎は，膵内外分泌機能障害の程度から，代償期・移行期・非代償期，または初期・後期に分けられる．初期（代償期）には腹痛が主症状であるが，病期の進行とともに腹痛が減少し，後期（非代償期）になると膵内外分泌機能不全による糖尿病や脂肪便が主症状となる[1~3]．

　初期（代償期）の主症状である腹痛の背景に，膵刺激に対する過敏反応があることが知られており，膵外分泌刺激作用が最も強い栄養素である脂肪を制限することが，腹痛低減および再燃の阻止に有効であるとされている[4~7]．エビデンスレベルの高い報告ではないものの，食事摂取で増悪・再燃する腹痛に対して短期的な脂肪成分をほとんど含まない成分栄養剤の投与は有効である可能性があり，治療手段のひとつとなりうることが示されている[5]．しかしながら，長期にわたる脂肪摂取制限は必須脂肪酸などの栄養素が欠乏するリスクがあり，避けるべきである[8]．

　低栄養状態（BMI＜18.5 kg/m^2）の慢性膵炎患者に膵消化酵素薬補充療法を行ったうえで，栄養士のカウンセリングによる家庭食（総カロリー中，炭水化物60％，蛋白質10〜15％，脂質25〜30％）を摂取した群と，市販の栄養剤（総カロリー中，炭水化物51％，蛋白質16％，脂質33％，脂質の25％が中鎖脂肪酸）を使用し不足分の栄養を補った群の，2群に割り付けて実施されたランダム化群間比較試験では，両群ともに十分な脂質を摂取したにもかかわらず疼痛の改善を認め，群間に差がなかった[9]．膵外分泌機能不全を認める後期（非代償期）の患者が，十分な量の膵消化酵素薬を内服しつつ脂肪を制限しない食事を行っても腹痛は悪化しないことが明らかにされた．また，両群ともに有意な栄養状態改善を認め，差はなかった[9]．後期（非代償期）の患者には十分量の膵消化酵素薬を投与したうえで脂質を制限しない食事摂取が望ましい．

文献

1) 大槻　眞．慢性膵炎の診断基準・病期分類・重症度．内科 2005; **95**: 1183-1189
2) Ammann RW. A clinically based classification system for alcoholic chronic pancreatitis: summary of an international workshop on chronic pancreatitis. Pancreas 1997; **14**: 215-221
3) Chari ST, Singer MV. The problem of classification and staging of chronic pancreatitis. Scand J Gastroenterol 1994; **29**: 949-960
4) Maruki J, Sai JK, Watanabe S. Efficacy of low-fat diet against dyspepsia associated with nonalcoholic mild pancreatic disease diagnosed using the Rosemount criteria. Pancreas 2013; **42**: 49-52 （ケースシリーズ）
5) Kataoka K, Sakagami J, Hirota M, et al. Effect of oral ingestion of the elemental diet in patients with painful chronic pancreatitis in the real-life setting in Japan. Pancreas 2014; **43**: 451-457 （ケースシリーズ）
6) Ikeura T, Takaoka M, Uchida K, et al. Beneficial effect of low-fat elemental diet therapy on pain in chronic pancreatitis. Int J Chronic Dis 2014; **2014**: 862081 （ケースシリーズ）

第4章　治療

7) Castineira-Alvarino M, Lindkvist B, Luaces-Regueira M, et al. The role of high fat diet in the development of complications of chronic pancreatitis. Clin Nutr 2013; **32**: 830-836 (ケースシリーズ)
8) O'Brien SJ, Omer E. Chronic pancreatitis and nutrition therapy. Nutr Clin Pract 2019; **34** (Suppl 1): S13-S26
9) Singh S, Midha S, Singh N, et al. Dietary counseling versus dietary supplements for malnutrition in chronic pancreatitis: a randomized controlled trial. Clin Gastroenterol Hepatol 2008; **6**: 353-359 (ランダム)

CQ 4-1

慢性膵炎の治療に禁煙指導は推奨されるか？

推奨

● 慢性膵炎の治療として禁煙指導を行うことを推奨する.
【推奨の強さ：**強**（合意率 100%），エビデンスレベル：**C**】

解説

　喫煙は慢性膵炎の発症および合併症のリスクであることが明らかとなっている．観察研究10報（$n = 22,850$）のメタアナリシスでは喫煙により慢性膵炎発症リスクは有意に上昇した［RR 2.29（95%CI 2.08〜2.51），$p < 0.00001$］[1〜10]．さらに，慢性膵炎患者が喫煙することにより膵石灰化が促進され［RR 1.44（95%CI 1.25〜1.67），$p < 0.00001$］[11〜17]，膵外分泌機能障害の発症リスク［RR 1.62（95%CI 1.29〜2.04），$p < 0.00001$］および糖尿病の発症リスク［RR 1.28（95%CI 1.10〜1.48），$p = 0.001$］が上昇した（それぞれ，膵石灰化は7報（$n = 2,953$），膵外分泌機能障害は4報（$n = 1,331$），糖尿病は5報（$n = 2,254$）の観察研究のメタアナリシス）[11〜18]．また，喫煙は痛みを伴う慢性膵炎患者に対する内視鏡的治療の長期的予後を悪化させた［RR 4.73（95%CI 2.15〜10.40），$p = 0.0001$］（観察研究2報のメタアナリシス）[19,20]．逆に，禁煙は慢性膵炎発症を抑制する効果がある［RR 0.58（95%CI 0.51〜0.67），$p < 0.00001$］（観察研究5報のメタアナリシス）[4〜8]．このように，複数の観察研究をメタアナリシスした結果では，喫煙は明らかに慢性膵炎の発症および進行に関与する因子である．

　しかしながら，慢性膵炎患者に禁煙指導を行った場合の効果について調べた報告は少ない．慢性膵炎360例の長期観察（平均19年間）によると，発症からの5年間で禁煙を行った患者は喫煙継続例と比較して有意に膵石灰化リスクが低下した［RR 0.44（95%CI 0.22〜0.87），$p = 0.02$］ことが報告されている[15]．疼痛のある慢性膵炎に対してESWL（体外衝撃波結石破砕治療）と内視鏡による治療を行い，その後の長期経過を検討した2報の観察研究のメタアナリシス（$n = 134$）では，喫煙継続者と比較し禁煙者で有意に疼痛再燃が抑制された［RR 0.20（95%CI 0.08〜0.54），$p = 0.001$］[19,21]．

　その他，喫煙は慢性膵炎患者の生活の質（QOL）を低下させること[22]，また一般人口における膵癌発症リスクを上げることも示されている[23]．総合して，慢性膵炎患者に禁煙指導を行うことは，患者の益となる可能性がある一方，害となる可能性は低く推奨される．

文献

1) Bourliere M, Barthet M, Berthezene P, et al. Is tobacco a risk factor for chronic pancreatitis and alcoholic cirrhosis? Gut 1991; **32**: 1392-1395 （ケースコントロール）
2) Levy P, Mathurin P, Roqueplo A, et al. A multidimensional case-control study of dietary, alcohol, and tobacco habits in alcoholic men with chronic pancreatitis. Pancreas 1995; **10**: 231-238 （ケースコントロール）
3) Talamini G, Bassi C, Falconi M, et al. Alcohol and smoking as risk factors in chronic pancreatitis and pancreatic cancer. Dig Dis Sci 1999; **44**: 1303-1311 （ケースコントロール）
4) Lin Y, Tamakoshi A, Hayakawa T, et al. Cigarette smoking as a risk factor for chronic pancreatitis: a case-control study in Japan. Research Committee on Intractable Pancreatic Diseases. Pancreas 2000; **21**: 109-114

第4章 治療

（ケースコントロール）

5) Rothenbacher D, Low M, Hardt PD, et al. Prevalence and determinants of exocrine pancreatic insufficiency among older adults: results of a population-based study. Scand J Gastroenterol 2005; **40**: 697-704（横断）

6) Tolstrup JS, Kristiansen L, Becker U, et al. Smoking and risk of acute and chronic pancreatitis among women and men: a population-based cohort study. Arch Intern Med 2009; **169**: 603-609（コホート）

7) Yadav D, Hawes RH, Brand RE, et al. Alcohol consumption, cigarette smoking, and the risk of recurrent acute and chronic pancreatitis. Arch Intern Med 2009; **169**: 1035-1045（コホート）

8) Law R, Parsi M, Lopez R, et al. Cigarette smoking is independently associated with chronic pancreatitis. Pancreatology 2010; **10**: 54-59（横断）

9) Nikkola J, Rinta-Kiikka I, Raty S, et al. Pancreatic morphological change in long-term follow-up after initial episode of acute alcoholic pancreatitis. J Gastrointest Surg 2014; **18**: 164-170（コホート）

10) Ahmed Ali U, Issa Y, Hagenaars JC, et al. Risk of recurrent pancreatitis and progression to chronic pancreatitis after a first episode of acute pancreatitis. Clin Gastroenterol Hepatol 2016; **14**: 738-746（コホート）

11) Cavallini G, Talamini G, Vaona B, et al. Effect of alcohol and smoking on pancreatic lithogenesis in the course of chronic pancreatitis. Pancreas 1994; **9**: 42-46（コホート）

12) Imoto M, DiMango EP. Cigarette smoking increases the risk of pancreatic calcification in late-onset but not early-onset idiopathic chronic pancreatitis. Pancreas 2000; **21**: 115-119（コホート）

13) Maisonneuve P, Lowenfels AB, Mullhaupt B, et al. Cigarette smoking accelerates progression of alcoholic chronic pancreatitis. Gut 2005; **54**: 510-514（コホート）

14) Maisonneuve P, Frulloni L, Mullhaupt B, et al. Impact of smoking on patients with idiopathic chronic pancreatitis. Pancreas 2006; **33**: 163-168（コホート）

15) Talamini G, Bassi C, Falconi M, et al. Smoking cessation at the clinical onset of chronic pancreatitis and risk of pancreatic calcification. Pancreas 2007; **35**: 320-326（コホート）

16) Hirota M, Shimosegawa T, Masamune A, et al. The seventh nationwide epidemiological survey for chronic pancreatitis in Japan: clinical significance of smoking habit in Japanese patients. Pancreatology 2014; **14**: 490-496（横断）

17) Luaces-Regueira M, Iglesias-Garcia J, Lindkvist B, et al. Smoking as a risk for complications in chronic pancreatitis. Pancreas 2014; **43**: 275-280（コホート）

18) Kadiyala V, Lee LS, Banks PA, et al. Cigarette smoking impairs pancreatic duct cell bicarbonate secretion. JOP 2013; **14**: 31-38（ケースコントロール）

19) Delhaya M, Arvanitakis M, Verset G, et al. Long-term clinical outcome after endoscopic pancreatic ductal drainage for patients with painful chronic pancreatitis. Clin Gastroenterol Hepatol 2004; **2**: 1096-1106（コホート）

20) Tantau A, Mandrutiu A, Leucuta DC, et al. Prognostic factors of response to endoscopic treatment in painful chronic pancreatitis. World J Gastroenterol 2017; **23**: 6884-6893（コホート）

21) Seven G, Schreiner MA, Ross AS, et al. Lon-term outcomes associated with pancreatic extracorporeal shock wave lithotripsy for chronic calcific pancreatitis. Gastrointest Endosc 2012; **75**: 997-1004（横断）

22) Han S, Patel B, Min M, et al. Quality of life comparison between smokers and non-smokers with chronic pancreatitis. Pancreatology 2018; **18**: 269-274（コホート）

23) Korc M, Jeon CY, Edderkaoui M, et al. Tobacco and alcohol as risk factors for pancreatic cancer. Best Pract Res Clin Gastroenterol 2017; **31**: 529-536（メタ）

BQ 4-8

慢性膵炎の疼痛治療に内視鏡的治療（＋ESWL）は有用か？

回答

● 疼痛などの症状を有する慢性膵炎の膵管狭窄，膵石に対する治療として，内視鏡的治療（＋ESWL）は有用である．

■ 解説 ■

10 年間の慢性膵炎の経過観察例によると，約 3 割が有痛性として内視鏡的治療，ESWL，外科的治療の対象となったとされる[1]．

初期の多施設共同のコホート研究では，治療した 1,211 例中 1,018 例が平均 4.9 年経過観察され，60％の患者で内視鏡的治療が終了しており，16％が治療継続中，24％が外科手術となっており，内視鏡的治療の長期疼痛改善効果は，全体で 86％（intention to treat では 65％）だったと報告されている[2]．

慢性膵炎による疼痛に対する内視鏡的治療の大規模な前向き研究，RCT，後ろ向き研究を検索した 16 論文，1,498 例のメタアナリシスによれば，内視鏡的治療直後の疼痛コントロール（完全，部分的）は 88％で，長期（平均 9.7〜66 ヵ月，range 1.5〜162）の疼痛コントロールは 67％で，偶発症は 7.85％と報告されている[3]．

初期の内視鏡的治療 19 例（＋ESWL 治療 16 例含む）と外科手術 20 例の RCT によれば，慢性膵炎の 24 ヵ月後の疼痛コントロールは，内視鏡的治療群 32％，外科手術群 75％と有意に外科手術群が良好であった（$p = 0.007$）．しかし，合併症，入院期間，膵機能は両群とも同等であった．この研究で対象とした症例の 5 年間の経過観察とほかの同様の RCT（外科手術 vs. 内視鏡的治療；endoscopic pancreatic sphincterotomy［EPST］：100％，ステント：52％，採石：23.4％）によると，疼痛コントロールは内視鏡的治療群 38〜61％（完全消失 15〜25％，部分消失 13〜46％），外科手術群が 80〜86％（完全消失 34〜53％，部分消失 27〜52％）と外科手術群が良好であった[4〜6]．オランダ 30 施設で行われた疼痛を有する慢性膵炎 88 例に対する一次治療の RCT（外科的治療群 vs. 内視鏡的治療群）においても，18 ヵ月後の疼痛スコアは 37 vs. 49（$p = 0.02$）と外科的治療群が有意に低く，さらに完全あるいは部分的疼痛軽減が得られた症例数は 58％（23/40）vs. 39％（16/41）（$p = 0.1$）と外科的治療群が多い傾向であった．しかしながら，偶発症，死亡率，入院日数，膵機能，QOL においては有意差を認めなかったと報告されている[7]．以上より，疼痛に対する一次治療として外科的治療の優位性が認められるが，内視鏡は低侵襲性と偶発症の少なさから，最初の治療法と位置づけられているのが現状である[4〜7]．

一方，慢性膵炎による疼痛に対する ESWL を中心とする治療（ESWL 単独または内視鏡的治療併用）に関する大規模前向き研究，RCT，後ろ向き研究を検索した 27 論文，3,189 例のメタアナリシスによれば，2 ヵ月から 5 年以上の経過観察後，完全に疼痛コントロールできた症例が 52.9％，部分的であったものが 33.43％であり，結石消失率は 70.69％，結石再発率は 18.84％であったと報告されている[8]．また，偶発症は膵炎が 4.2％で，ESWL 治療後外科的手術を必要としたのは 4.4％であった[8]．

第4章 治療

以上のように内視鏡的治療あるいは ESWL ＋内視鏡的治療は，保存的療法で疼痛改善のみられない患者に対して，安全で効果的な治療法である．外科手術と比較して簡便に行えること，偶発症の少なさから慢性膵炎に伴う疼痛治療の第一選択として臨床の場で用いられている．また，ESWL は結石が 5 mm より大きな症例に有効であり，内視鏡のみの治療適応は，5 mm 以下あるいは X 線透過性の結石とされている[8,9]．

内視鏡的治療あるいは ESWL ＋内視鏡的治療においては，膵石が膵頭部，体部に限局し（尾部例は除く），膵頭部の炎症性腫瘤や十二指腸狭窄，胆道狭窄例を除いた症例を対象とすると，疼痛の完全消失と部分的消失は，内視鏡的治療＋ESWL で 72.5％，80％，外科的治療群では 71.5％，82.6％と有意差はないと報告されており，今後の更なる追試が期待されている[10]．

結石再発は不完全排石例に多いこと[11]，疼痛，結石などにより入院率が高い症例は，アルコール継続例や喫煙例であり，禁煙によって疼痛軽減などの臨床的成功例が高いことも報告されている[12]．

また，内視鏡的治療（＋ESWL）は，小児例においても高齢者においても安全で有効な治療法であることが確認されている[13~15]．

さらに最近では，研究レベルではあるがメタリックステントによる成績も報告され[16]，疼痛軽減が 82.5％と良好で将来性に期待が持てる結果であったが，ステント迷入が 8.2％と問題が残った．これを解決するため末端がダンベル型のステントの成績も報告されており，25 例全例で膵管狭窄が解除され，中央値 34 ヵ月の長期経過観察においても 2 例（8％）のみに膵管再狭窄をきたし，ステント再挿入が行われた[17]．今後さらなる検討が必要と考える．

■ 文献 ■

1) Machicado JD, Chari ST, Timmons L, et al. A population-based evaluationof the natural history of chronic pancreatitis. Pancreatology 2018; **18**: 39-45 （コホート）
2) Roesch T, Daniel S, Scholz M, et al. Endoscopic treatment of chronic pancreatitis: a multicenter study of 1000 patients with long-term follow-up. Endoscopy 2002; **34**: 765-771 （ケースコントロール）
3) Jafri M, Sachdev A, Sadiq J, et al. Efficacy of Endotherapy in the treatment of pain associated with chronic pancreatitis: a systemic review and meta-analysis. JOP 2017; **18**: 125-132 （メタ）
4) Dite P, Ruzicka M, Zboril V, et al. A prospective, randomized trial comparing endoscopic and surgical therapy for chronic pancreatitis, Endoscopy 2003; **35**: 553-558 （ランダム）
5) Cahen DL, Gouma DJ, Laramee P, et al. Endoscopic versus surgical drainage of the pancreatic duct in chronic pancreatitis. N Engl J Med 2007; **356**: 676-684 （ランダム）
6) Cahen DL, Gouma DJ, Laramee P, et al. Long-term outcomes of endoscopic vs surgical drainage of the pancreatic duct in patients with chronic pancreatitis. Gastroenterology 2011; **141**: 1690-1695 （ランダム）
7) Issa Y, Kempeneers MA, Bruno MJ, et al. Effect of early surgery vs endoscopic-first approach on pain in patients with chronic pancreatitis The ESCAPE randomized clinical trial. JAMA 2020; **21**: 237-247 （ランダム）
8) Moole H, Jaeger A, Bechtold ML, et al. Success of extracorporeal shock wave lithotripsy in chronic calcific pancreatitis management: a meta-analysis and systematic review. Pancreas 2016; **45**: 651-658 （メタ）
9) Dumonceau JM, Delhaye M, Tringali A, et al. Endoscopic treatment of chronic pancreatitis: European society of gastrointestinal endoscopy (ESGE) guideline-updated August 2018. Endoscopy 2019; **51**: 179-193 （ガイドライン）
10) Jiang Li, Ning D, Cheng Q, et al. Endoscopic versus surgical drainage treatment of calcific chronic pancreatitis. Int J Surg 2018; **54**: 242-247 （ケースコントロール）
11) Tadenuma H, Ishihara T, Yamaguchi T, et al. Long-termresults of extracorporeal shockwave lithotripsy and endoscopic therapy for pancreatic stones. Clin Gastroenterol Hepatol 2005; **3**: 1128-1135 （ケースコントロール）
12) Tantau A, Mandrutiu A, Leucuta DC, et al. Prognostic factors of response to endoscopic treatment in painful chronic pancreatitis. World J Gastroentrol 2017; **23**: 6884-6893 （コホート）
13) Wang D, Bi YW, Ji JT, et al. Extracorporeal shock wave lithotripsy is safe and effective for pediatric

patients with chronic pancreatitis. Endoscopy 2017; **49**: 447-455（コホート）

14) Kohoutova D, Tringali A, Papparella G, et al. Endoscopic treatment of chronic pancreatitis in pediatric population: long-term efficacy and safe. United European Gastroenterol J 2019; **7**: 270-277（コホート）

15) Hao L, Liu Y, Wang T, et al. Extracorporeal shock wave lithotripsy is safe and effective for geriatric patients with chronic pancreatitis. J Gastro Hepatol 2019; **34**: 466-473（コホート）

16) Shen Y, Liu M, Chen M, et al. Covered metal stent or multiple plastic stents for refractory pancreatic ductal stricture in chronic pancreatitis: a systemic review. Pancreatology 2014; **14**: 87-90（メタ）

17) Lee YN, Moon JH, Park JK, et al. Preliminary study of a modified, nonflared, short, fully covered metal stent for refractory benign pancreatic duct strictures. Gastrointest Endosc 2020; **91**: 826-833（コホート）

第4章 治療

慢性膵炎の疼痛治療に EUS/CT ガイド下腹腔神経叢ブロック（CPB）/融解術（CPN）は有用か？

回答

● EUS/CT ガイド下 CPB/CPN は慢性膵炎の腹痛に短期的には有効であるが、長期的には効果が乏しい.

解説

　慢性膵炎による難治性の疼痛に対して EUS ガイド下腹腔神経叢ブロック（EUS-guided CPB）または融解術（EUS-guided CPN）の有用性が報告されている. CPB では局所麻酔薬とステロイドが注入されるが、CPN ではアルコールやフェノールを局所麻酔薬に加えて注入する. 慢性膵炎の疼痛には主に EUS-CPB による効果が、膵癌の疼痛に対して主に EUS-CPN による効果が報告されている.

　背側からのアプローチで行う CT ガイド下または X 線透視下の CPB/CPN と比較して、腹側からの経胃的アプローチである EUS ガイド下 CPB/CPN は安全で効果およびコスト面で優れていると報告されている[1,2]. EUS ガイド下 CPB/CPN の効果であるが、主に観察研究を扱ったメタアナリシスの結果では疼痛緩和効果を認めたのは 50〜60% とされている[3,4]. 一方、その効果は短期的であり、疼痛緩和作用は半年以内にほぼ消失する[2,5,6]. 多数例の後ろ向き解析では、疼痛緩和作用持続期間の中央値は 10（1〜54）週間であった[7].

　EUS ガイド下 CPB/CPN の安全性と合併症に関するシステマティックレビューによれば、軽度の合併症は EUS-CPB で 7%、EUS-CPN で 21% に発生し、その内訳は一過性の下痢と低血圧でありほとんどが 48 時間以内に軽快した. また、一時的な疼痛悪化を EUS-CPB の 2% に、EUS-CPN の 4% に認めた. 重度の合併症はまれであり、EUS-CPB の 0.6%、EUS-CPN の 0.2% であった. その内訳は感染による膿瘍形成や出血、CPN では虚血による臓器障害・消化管穿孔や対麻痺が報告されている[8].

　ほかの鎮痛治療にて除痛が困難な患者に対して行うことを考慮してよいが、行う場合には、患者本人にこの治療の現状を十分説明し、同意のうえで施行すべき処置と考えられる.

文献

1) Gress F, Schmitt C, Sherman C, et al. A prospective randomized comparison of endoscopic ultrasound- and computed tomography-guided celiac plexus block for managing chronic pancreatitis pain. Am J Gastroenterol 1999; **94**: 900-905（ランダム）

2) Santosh D, Lakhtakia S, Gupta R, et al. Clinical trial: a randomized trial comparing fluoroscopy guided percutaneous technique vs. endoscopic ultrasound guided technique of coeliac plexus block for treatment of pain in chronic pancreatitis. Aliment Pharmacol Ther 2009; **29**: 979-984（ランダム）

3) Puli SR, Reddy JB, Bechtold ML, et al. EUS-guided celiac plexus neurolysis for pain due to chronic pancreatitis or pancreatic cancer pain: a meta-analysis and systematic review. Dig Dis Sci 2009; **54**: 2330-2337（メタ）

4) Kaufman M, Singh G, Das S, et al. Efficacy of endoscopic ultrasound-guided celiac plexus block and celiac plexus neurolysis for managing abdominal pain associated with chronic pancreatitis and pancreatic can-

cer. J Clin Gastroenterol 2010; **44**: 127-134（メタ）
5) Gress F, Schmitt C, Sherman C, et al. Endoscopic Ultrasound-guided celiac plexus block for managing abdominal pain associated with chronic pancreatitis: a prospective single center experience. Am J Gastroenterol 2001; **96**: 409-416（コホート）
6) Stevens T, Costanzo A, Lopez R, et al. Adding Triamcinolone to endoscopic ultrasound-guided celiac plexus blockade does not reduce pain in patients with chronic pancreatitis. Clin Gastroenterol Hepatol 2012; **10**: 186-191（ランダム）
7) Sey MS, Schmaltz L, Al-Haddad MA, et al. Effectiveness and safety of serial endoscopic ultrasound-guided celiac plexus block for chronic pancreatitis. Endosc Int Open 2015; **3**: E56-E59（コホート）
8) Alvarez-Sanchez MV, Jenssen C, Faiss S, et al. Interventional endoscopic ultrasonography: an overview of safety and complications. Surg Endosc 2014; **28**: 712-734（メタ）

慢性膵炎の疼痛治療に非オピオイド鎮痛薬，オピオイド鎮痛薬，抗コリン薬，鎮痛補助薬は推奨されるか？

推 奨

- NSAIDs が無効な場合は弱オピオイドを使用することを提案する．
  【推奨の強さ：**弱**（合意率 100%），エビデンスレベル：**C**】
- 十分量の NSAIDs や弱オピオイドが無効な場合，内視鏡的治療や外科的治療を検討し，適応がない症例には強オピオイドを使用することを提案する．
  【推奨の強さ：**弱**（合意率 100%），エビデンスレベル：**D**】

解説

　慢性膵炎の疼痛治療は困難な課題である．従来，迷走神経を介する膵外分泌刺激抑制の抗コリン薬，非ステロイド抗炎症薬（NSAIDs）の内服や坐薬が使用され，NSAIDs が無効な場合は弱オピオイドの使用が提案されている．しかし，これらの方法では鎮痛効果が得られない場合がしばしばあり，オピオイド増量が必要となるが，依存リスクや消化管運動低下などの副作用が危惧される．また，鎮痛補助薬として，プレガバリン，三環系抗うつ薬，ガバペンチン（抗てんかん薬），SSRI（選択的セロトニン再取り込み阻害薬）などが併用されてきた．

　NSAIDs の 2 週間投与で疼痛改善のない症例を対象とした RCT ではトラマドール（弱オピオイド）は有用な鎮痛効果があり，モルヒネと同等の効果と報告されている[1]．さらにトラマドールはモルヒネと比べ精神的および胃腸の副作用が少ないとされている[1~3]．また，慢性膵炎患者への経口および静脈内投与後のアセトアミノフェンの薬物動態を分析した報告では慢性膵炎患者の血中アセトアミノフェン濃度が低いことが明らかになり，追加の鎮痛薬投与を検討する必要性が示唆された[2]．

　本邦の全国調査では慢性膵炎における疼痛は全体の 57.2%（547/957 例）に認められたが，成因による差異はなく，アルコール性で 58.6%，非アルコール性で 53.9% とほぼ同じ頻度であった[4]．また，本邦での慢性膵炎における医療用麻薬の使用頻度は不明であるが，デンマークでの癌性疼痛以外に使用されるオピオイドの 7% は慢性膵炎の疼痛に使用されていた[5]．また，コペンハーゲンの慢性膵炎患者の 20% に麻薬が使用されていた[6]．さらに台湾からの報告では，非癌性疾患において長期のオピオイド鎮痛薬の使用率は慢性膵炎が最も高かった[7]．

　麻薬の使用について，米国消化器病学会の慢性膵炎疼痛治療に関するガイドライン[8]やドイツのガイドライン[9]では NSAIDs や非麻薬性鎮痛薬を段階的に使用し効果が得られない場合に医療用麻薬が勧められている．また，近年の報告ではオキシコドンの鎮痛効果はカッパアゴニスト効果により，モルヒネよりも多くの利点をもたらす可能性が示唆されている[3]．

　現在，慢性膵炎の鎮痛補助における抗うつ薬・抗てんかん薬・選択的セロトニン再取り込み阻害薬の RCT は国内外において施行されておらず，推奨する根拠に乏しい．しかし，近年になり抗酸化薬とプレガバリンの組み合わせにより，慢性膵炎の疼痛が大幅に緩和された RCT が報告されている[10]．

▌文献▌

1） Wilder-Smith CH, Hill L, Osler W, et al. Effect of tramadol and morphine on pain and gastrointestinal motor function in patients with chronic pancreatitis. Dig Dis Sci 1999; **44**: 1107-1116（ランダム）

2） Siepsiak M, Szalek E, Karbownik A, et al. Pharmacokinetics of paracetamol in patients with chronic pancreatitis. Pharmacol Rep 2016; **68**: 733-736（ランダム）

3） Paisley P, Kinsella J. Pharmacological management of pain in chronic pancreatitis. Scott Med J 2014; **59**: 71-79

4） 大槻　眞，田代充生，西森　功，ほか．慢性膵炎の合併症と治療の実態．厚生労働科学研究費補助金 難治性疾患克服研究事業難治性膵疾患に関する調査研究 平成 17 年度総括・分担研究報告書，2006: p.88-92（コホート）

5） Sørensen HT, Rasmussen HH, Møller-Petersen JF, et al. Epidemiology of pain requiring strong analgesics outside hospital in a geographically defined population in Denmark. Dan Med Bull 1992; **39**: 464-467（横断）

6） Copenhagen Pancreatitis Study. An Interim Report From a Prospective Epidemiological Multicentre Study. Scand J Gastroenterol 1981; **16**: 305-312（コホート）

7） Lin TC, Ger LP, Pergolizzi JV Jr, et al. Long-term use of opioids in 210 officially registered patients with chronic noncancer pain in Taiwan: a cross-sectional study. J Formos Med Assoc 2017; **116**: 257-265（横断）

8） American Gastroenterological Association. Medical Position Statement: treatment of pain in chronic pancreatitis. Gastroenterology 1998; **115**: 763-764（ガイドライン）

9） Mössner J, Keim V, Niederau C, et al. Guidelines for Therapy of Chronic Pancreatitis. Consensus Conference of the German Society of Digestive and Metabolic Diseases. Halle 21-23 November 1996.Z Gastroenterol (in German) 1998; **36**: 359-367（ガイドライン）

10） Talukdar R, Lakhtakia S, Nageshwar Reddy D, et al. Ameliorating effect of antioxidants and pregabalin combination in pain recurrence after ductal clearance in chronic pancreatitis: J Gastroenterol Hepatol 2016; **31**: 1654-1662（ランダム）

第4章 治療

慢性膵炎の疼痛治療に膵消化酵素薬補充療法は推奨されるか？

推奨

●慢性膵炎の疼痛治療に膵消化酵素薬補充療法は行わないことを提案する．ただし，膵外分泌機能不全に関連する腹部膨満や鼓腸などの腹部症状には有益である可能性がある．

【推奨の強さ：**弱**（合意率 100%），エビデンスレベル：**C**】

解説

　膵消化酵素薬による慢性膵炎における疼痛緩和の効果は膵外分泌のネガティブフィードバック機構，つまり食事摂取によるコレシストキニン（CCK）の遊離が膵消化酵素薬投与により抑制され，膵外分泌刺激を低下させ膵管内圧上昇を防ぐことを狙うものである．

　慢性膵炎における疼痛治療について，1997 年のメタアナリシス[1]や 5 件のランダム化試験を含む 2016 年のシステマティックレビュー[2]，さらには 10 件のランダム化試験のコクランレビュー[3]において膵消化酵素薬の有効性は示されなかった．そのため，2017 年の United European Gastroenterology evidence-based guidelines for the diagnosis and therapy of chronic pancreatitis[4]や 2020 年の ACG Clinical Guideline: Chronic Pancreatitis[5]では慢性膵炎における疼痛治療目的における膵消化酵素薬の投与は推奨されていない．

　本邦では 2011 年にパンクレリパーゼが非代償期の慢性膵炎や膵切除などを原疾患とする膵外分泌機能不全に使用可能となった．膵外分泌機能の低下した慢性膵炎 24 例にパンクレリパーゼ 1,800mg を 4 週間投与し，疼痛改善効果の指標である VAS scale が 9.0±17.9 から 2.8±6.1 と有意に改善したとの報告がある[6]．

　欧米では慢性膵炎に対する膵消化酵素薬補充療法の有効性について，無作為化比較試験のシステマティックレビューやメタアナリシスでは重大な有害事象はなく，糞便重量や腹痛を改善させたと報告されている[7]．同様にパンクレリパーゼによるプラセボ対照群無作為化二重盲検試験で排便回数・腹痛・膨満感が有意に改善したと報告されており，長期試験では体重増加もみられている[8]．また，パンクレリパーゼ群とプラセボ群との比較では有害事象はそれぞれ 20%，20.7%と同程度であり，パンクレリパーゼ群で腹痛および鼓腸の改善が認められている[9]．先の United European Gastroenterology evidence-based guidelines for the diagnosis and therapy of chronic pancreatitis[4]や 2020 年の ACG Clinical Guideline: Chronic Pancreatitis[5]においても膵消化酵素薬は使用リスクが低く，腹部不快感には有益な可能性を言及している．

　現状では慢性膵炎の疼痛治療に膵消化酵素薬の効果は明確ではないため，慢性膵炎の疼痛治療に膵消化酵素薬補充療法を行わないことを提案する．ただし，膵外分泌機能不全に関連する腹部膨満や鼓腸などの腹部症状には有益である可能性がある．

文献

1)　Brown A, Hughes M, Tenner S, et al. Does pancreatic enzyme supplementation reduce pain in patients with chronic pancreatitis: a meta-analysis. Am J Gastroenterol 1997; **92**: 2032-2035（メタ）

2）Yaghoobi M, McNabb-Baltar J, Bijarchi R, et al. Pancreatic enzyme supplements are not effective for relieving abdominal pain in patients with chronic pancreatitis: meta-analysis and systematic review of randomized controlled trials. Can J Gastroenterol Hepatol 2016; **2016**: 8541839（メタ）

3）Shafiq N, Rana S, Bhasin D, et al. Pancreatic enzymes for chronic pancreatitis. Cochrane Database Syst Rev 2009; (4): CD006302（メタ）

4）Löhr JM, Dominguez-Munoz E, Rosendahl J, et al. United European Gastroenterology evidence-based guidelines for the diagnosis and therapy of chronic pancreatitis (HaPanEU). United European Gastroenterol J 2017; **5**: 153-199（ガイドライン）

5）Gardner TB, Adler DG, Forsmark CE, et al. ACG Clinical Guideline: Chronic Pancreatitis. Am J Gastroenterol 2020; **115**: 322-339（ガイドライン）［検索期間外文献］

6）三好広尚，乾　和郎，山本智支，ほか．慢性膵炎患者に対するパンクレリパーゼの短期的治療効果．肝胆膵治療研究会誌 2018; **15**: 27-32

7）de la Iglesia-García D, Huang W, Szatmary P, et al. Efficacy of pancreatic enzyme replacement therapy in chronic pancreatitis: systematic review and meta-analysis. Gut 2017; **66**: 1354-1355（メタ）

8）Gubergrits N, Malecka-Panas E, Lehman GA, et al. A 6-month, open-label clinical trial of pancrelipase delayed-release capsules (Creon) in patients with exocrine pancreatic insufficiency due to chronic pancreatitis or pancreatic surgery. Aliment Pharmacol Ther 2011; **33**: 1152-1161（コホート）

9）Whitcomb DC, Lehman GA, Vasileva G, et al. Pancrelipase delayed-release capsules (CREON) for exocrine pancreatic insufficiency due to chronic pancreatitis or pancreatic surgery: a double-blind randomized trial. Am J Gastroenterol 2010; **105**: 2276-2286（ランダム）

第4章 治療

慢性膵炎の疼痛治療に蛋白分解酵素阻害薬は推奨されるか？

推 奨

- 慢性膵炎の疼痛治療には蛋白分解酵素阻害薬を使用することを提案する.
  【推奨の強さ：弱（合意率 100％），エビデンスレベル：D】

解説

　蛋白分解酵素阻害薬はトリプシン活性阻害作用を有し，膵酵素活性化を抑制することで膵炎の進展を抑制する．蛋白分解酵素阻害薬は慢性膵炎における急性症状の寛解で適応が認可され，腹痛に有効性を示す報告があり，慢性膵炎患者に対しメシル酸カモスタット（600 mg/日）を投与したところ 54％の患者で腹痛が改善した[1]．しかし，この検討では比較対照群がないため，メシル酸カモスタットが腹痛改善にどの程度有効であったかは明らかではない．

　腹部症状や背部痛を認める症例に対しメシル酸カモスタット投与群と非投与群で検討した報告では，心窩部痛については両群で有意差を認めなかったが，背部痛では投与群で有意に改善した[2]．心窩部痛や胸焼けなどの機能性ディスペプシアの症例を対象とし，メシル酸カモスタット（600 mg/日，4 週間）とファモチジン（40 mg/日，4 週間）を投与した症例で症状の改善を比較検討した研究では，メシル酸カモスタット群において心窩部痛は 2 週間後に有意に改善した[3]．この研究の問題点は対象患者が慢性膵炎患者に絞られていないこと，また症状寛解した患者が慢性膵炎患者であるか確定できない点である．95 人の非アルコール性慢性膵炎患者のメシル酸カモスタットの有効性をみる検討では，EUS での慢性膵炎所見項目が多い症例ほどカモスタット治療後で腹部症状の改善が認められた[4]．早期慢性膵炎や機能性ディスペプシア，血中膵酵素異常を伴う機能性ディスペプシアに対するメシル酸カモスタットとパンクレリパーゼおよびラベプラゾールの 3 剤併用療法の効果を検討した最近の報告では，早期慢性膵炎患者において 3 剤併用療法群で心窩部痛が有意に改善した[5]．

　慢性膵炎に対するメシル酸カモスタットのいくつかの研究は日本発信のものであり，RCT がない．現在米国において慢性膵炎に対しメシル酸カモスタットの有効性をみる RCT が進行中である[6]．早期慢性膵炎など代償期の腹痛を伴う慢性膵炎において，蛋白分解酵素阻害薬の使用を提案するが，今後さらに有効性を示すデータが必要である．

文献

1) Kanoh M, Ibata H, Miyagawa M, et al. Clinical effects of camostat in chronic pancreatitis. Biomed Res 1989; **10** (Suppl 1): 145-150（横断）
2) 堀江義則, 加藤眞三, 山岸由幸, ほか. 腹部不定愁訴に対するメシル酸カモスタット（フオイパン錠）の効果についての検討 潜在性慢性膵炎についての考察. 新薬と臨床 2003; **52**: 1061-1067（ケースコントロール）
3) Ashizawa N, Hashimoo T, Miyake T, et al. Efficacy of camostat mesilate compared with famotidine for treatment of functional dyspepsia: Is camostat mesilate effective? J Gastroenterol Hepatol 2006; **21**: 767-771（ケースコントロール）
4) Sai JK, Suyama M, Kubokawa Y, et al. Efficacy of camostat mesilate against dyspepsia associated with non-alcoholic mild pancreatic disease. J Gastroenterol 2010; **45**: 335-341（コホート）
5) Yamawaki H, Futagami S, Kaneko K, et al. Camostat mesilate, pancrelipase, and rabeprazol combination

therapy improves epigastric pain in early chronic pancreatitis and functional dyspepsia with pancreatic enzyme abnormalities. Digestion 2019; **99**: 283-292（ケースコントロール）

6）Ramsey ML, Nuttall J, Hart PA, et al. A phase 1/2 trial evaluate the pharmacokinetics, safety, and efficacy of NI-03 in patients with chronic pancreatitis: study protocol for randomized control trial on assessment of camostat treatment in chronic pancreatitis (TACTIC). Trials 2019; **20**: 501（ランダム）

第4章　治療

慢性膵炎の疼痛治療に長期反復内視鏡的治療は推奨されるか？

推 奨

● 慢性膵炎の疼痛治療に長期（2～3 年以上）反復内視鏡的治療は行わないことを提案する.

【推奨の強さ：**弱**（合意率 86%），エビデンスレベル：**C**】

■解説■

慢性膵炎に対する長期反復内視鏡的治療と手術などのほかの治療との RCT は，検索した限り現在まで報告されていない．臨床の場では，内視鏡的治療を第一に選択し，一定期間後も手術を選択せず，結果的に内視鏡的治療を継続している症例が多い.

慢性膵炎に対して内視鏡的治療を行った 28 例（経過観察平均 53.8 ヵ月）と内視鏡的治療を行わず保存的に治療した 43 例（経過観察平均 63.0 ヵ月）の比較を行った検討によると，内視鏡的治療群のほうが，膵臓の体積の減少，膵管拡張の進行を抑えることができることが報告されている[1].

初期の内視鏡的治療と外科手術の 39 例による RCT では，慢性膵炎の 24 ヵ月後の疼痛コントロールは内視鏡的治療群 32%，外科手術群 75% と有意に外科手術群が良好であった（$p = 0.007$）．しかし，合併症，入院期間，膵機能は両群とも同等であった．この研究対象の 5 年後のフォローアップとほかの 5 年間の経過観察による同様の RCT によると，疼痛コントロールは内視鏡的治療群が 38～61%（完全消失 15～25%，部分消失 13～46%），外科手術群が 80～86%（完全消失 34～53%，部分消失 27～52%）と外科手術群が良好だった[2~4].

オランダ 30 施設で行われた疼痛を有する慢性膵炎 88 例に対する最近の RCT（初期外科的治療群 vs. 内視鏡第一治療群）においても，18 ヵ月後の疼痛スコアは 37 vs. 49（$p = 0.02$）と初期外科的治療群が有意差をもって低く，さらに完全あるいは部分的疼痛軽減が得られた症例も 58%（23/40）vs. 39%（16/41）（$p = 0.1$）と初期外科的治療群が高い傾向であった．さらに，治療手技試行回数においても 1 vs. 3（$p < 0.001$）と有意差を持って低かった．しかし，偶発症は 27% vs. 25%，死亡率 0% vs. 0%，入院日数，膵機能，QOL においては有意差を認めなかったと報告されている[5].

以上より，外科的治療の優位性を認められるが，内視鏡はその低侵襲性と偶発症の少なさから，最初の治療法と位置づけられているのが現状である[2~5].

European Society of Gastrointestinal Endoscopy（ESGE）ガイドラインによれば，有症状の主膵管狭窄に対して 10Fr ステントを挿入し，少なくとも 6 ヵ月毎の症状観察を行い，画像診断などによってステント機能不全が認められる場合にはステントの交換を行うことによって治療を行うべきとしている．この治療によっても改善が認められない場合には，外科的治療あるいは複数本のプラスチックステント挿入療法を行うか，複数診療科で議論して治療方針を決めるべきとしている[6].ステント複数本挿入後 9.5 年の狭窄改善と疼痛改善が，89.5% と 77.1% にそれぞれみられたと報告されており[7,8]，さらにメタリックステントによる最近の 3 つの報告では，3

～4年の経過観察で37～92％の狭窄改善・疼痛改善が報告されている．さらにメタリックステントの問題点である迷入やステント端による狭窄を引き起こしにくいダンベル型のメタリックステントの報告もなされているが，長期の効果，合併症に関するさらなる検討が必要と考える[9〜14]．

　中央値62ヵ月（31～112）の長期の経過観察を行った外科手術266例のコホート研究では，149例，58％に疼痛軽快がみられ，特に多変量解析では，有症状期間が3年以内の早期の手術が有効性に関する独立した因子として抽出された[12]．また，術前の内視鏡的治療が5回以内である群，術前にオピオイドを使用していない群も同様に独立した因子として抽出された[15]．

　また，最近のシステマティックレビューによると早期（3年以内）の外科手術介入が，晩期（3年以後）と比較して，術後疼痛消失の向上をもたらすほか（relative risk 1.67，95％CI 1.09～2.56，$p=0.02$），術後疼痛消失が50～87％，re-intervention 率は2.6～24％，膵機能不全と re-intervention 率も下げると報告されている[16]．

　しかし，最近の65ヵ月以上経過観察を行った研究によると，膵石が膵頭部，体部に限局し，膵頭部に炎症性腫瘤，十二指腸狭窄，胆道狭窄例を認めない症例を対象とすると，内視鏡的治療（＋ESWL）群，外科手術群の完全疼痛消失と部分的消失は，それぞれ72.5％，80％と71.5％，82.6％で有意差はなかったという報告もみられ，内視鏡（＋ESWL）治療の有用性を示している[17]．

　以上をまとめると，慢性膵炎の疼痛治療に長期（2～3年以上）にわたり内視鏡的治療を反復して行わないことを提案する．ただし，外科的治療と比較し簡便で，低侵襲性であり，有効性を示す症例もあるなどの理由により，内視鏡的治療（＋ESWL）を1～2年以内の期間に限って行うことを提案する．しかし，そのエビデンスは不十分であり，今後の研究により長期反復内視鏡的治療の評価を明らかにしなければならない．

文献

1) Lee JK, Kim H, Park CK, et al. Morphological advantages of endoscopic treatment in obstructive chronic pancreatitis. Pancreatology 2020; 20: 199-204（ケースコントロール）［検索期間外文献］
2) Dite P, Ruzicka M, Zboril V, et al. A prospective, randomized trial comparing endoscopic and surgical therapy for chronic pancreatitis. Endoscopy 2003; 35: 553-558（ランダム）
3) Cahen DL, Gouma DJ, Laramee P, et al. Endoscopic versus surgical drainage of the pancreatic duct in chronic pancreatitis. N Engl J Med 2007; 356: 676-684（ランダム）
4) Cahen DL, Gouma DJ, Laramee P, et al. Long-term outcomes of endoscopic vs surgical drainage of the pancreatic duct in patients with chronic pancreatitis. Gastroenterology 2011; 141: 1690-1695（ランダム）
5) Issa Y, Kempeneers MA, Bruno MJ, et al. Effect of early surgery vs endoscopic-first approach on pain in patients with chronic pancreatitis The ESCAPE randomized clinical trial. JAMA 2020; 323: 237-247（ランダム）［検索期間外文献］
6) Dumonceau JM, Delhaye M, Tringali A, et al. Endoscopic treatment of chronic pancreatitis: European society of gastrointestinal endoscopy (ESGE) guideline-updated August 2018. Endoscopy 2019; 51: 179-193（ガイドライン）
7) Costamagna G, Bulajic M, Tringali A, et al. Multiple stenting of refractory pancreatic duct stricture in severe chronic pancreatitis: long-term results. Endoscopy 2006; 38: 254-259（コホート）
8) Bove V, Tringali A, Valerii G, et al. Endoscopic dilation of pancreatic duct strictures in chronic pancreatitis with multiple plastic stents: results in 48 patients. Gastrointest Endosc 2017; 85: AB236（コホート）
9) Eisendrath P, Deviere J. Expandable metal stents for benign pancreatic duct obstruction. Gastorointest Endosc Clin N Am 1999; 9: 547-554（メタ）
10) Shen Y, Liu M, Chen M, et al. Covered metal stent or multiple plastic stents for refractory pancreatic ductal stricture in chronic pancreatitis: a systemic review. Pancreatology 2014; 14: 87-90（メタ）
11) Matsubara S, Sasahira N, Isayama H, et al. Prospective pilot study of fully covered self-expandable metal stents for refractory benign pancreatic duct strictures: long-term outcomes. Endosc Int Open 2016; 4: E1215-E1222（ケースコントロール）
12) Park DH, Kim MH, Moon SH, et al. Feasibility and safety of placement of a newly designed, fully civered self-expandable metal stent for refractory benign pancreatic strictures: a pilot study. Gastrointest Endosc

第4章 治療

2008; **68**: 1182-1189（ケースコントロール）

13） Tringali A, Vadala de Prampero SF, Landi R, et al. Fully covered self-expandable metal stents to dilate persistent pancreatic strictures in chronic panmcreatitis: long-term follow-up from a prospective study. Gastrointest Endosc 2018; **88**: 939-946（ケースコントロール）

14） Lee YN, Moon JH, Park JK, et al. Preliminary study of a modified, nonflared, short, fully covered metal stent for refractory benign pancreatic duct strictures. Gastrointest Endosc 2020; **91**: 826-833（ケースコントロール）［検索期間外文献］

15） Ali UA, Nieuwenhuijs VB, van Eijck CH, et al. Clinical outcome in relation to timing of surgery in chronic pancreatitis. Arch Surg 2012; **147**: 925-932（コホート）

16） Yang CJ, BlissLA, Schapira EF, et al. Systematic review of early surgery for chronic pancreatitis: Impact on pain, pancreatic function, and Re-intervention. J Gastrointest Surg 2014; **18**: 1863-1869（メタ）

17） Jiang Li, Ning D, Cheng Q, et al. Endoscopic versus surgical drainage treatment of calcific chronic pancreatitis. Int J Surg 2018; **54**: 242-247（ケースコントロール）

CQ 4-6

内視鏡的治療が無効な場合の疼痛治療に外科的治療は推奨されるか？

推奨

● 外科的治療は内視鏡的治療が無効であった症例に対して除痛効果を示すことが多く，行うことを推奨する．

【推奨の強さ：**強**（合意率 93%），エビデンスレベル：**B**】

解説

　薬物療法などの保存的治療に抵抗性の慢性膵炎に伴う疼痛に対しては，内視鏡的膵管ステント挿入や ESWL を併用した膵石除去術が，低侵襲で除痛効果の高い治療法として広く行われている．しかし，疼痛を伴う主膵管狭窄症例に対する内視鏡的治療と外科的治療の効果を比較解析した RCT の結果では，1 年後の短期成績では除痛効果，体重増加に有意差はないものの，5 年後には外科的治療群のほうが両指標ともに有意に良好であったことが報告されており[1]，内視鏡的治療では長期にわたって疼痛を制御することが容易でないことが示されている．さらに，膵管ステント挿入例 96 症例の長期経過観察中に，疼痛再燃をみた症例に対して，22 症例に手術，17 症例に再ステント挿入を行った両群の比較では，除痛効果，体重増加，社会復帰のすべてで，手術群が再ステント群より良好であったとの結果も報告されている[2]．

　さらに，内視鏡的膵管ステント術を行い除痛が不十分であった 24 症例に膵切除術（17 例），膵管空腸側々吻合術（5 例），膿瘍ドレナージ術（2 例）の外科的治療を施行し，そのうち 15 例（62.5%）に疼痛完全消失を認めたとの報告があり[3]，内視鏡的膵管ステント挿入術が無効であった症例における外科手術の有効性も示されている．さらに内視鏡的膵管ステント挿入術は膵管狭窄がある症例に限っても長期成績には限界があり，外科的治療がそれらの症例にも有効であることがほかの報告でも示されている[4]．

　一方，術前の膵管ステント挿入の有無が，膵管空腸側々吻合術 27 ヵ月後の遠隔成績に及ぼす影響を解析したところ，術後合併症，除痛効果，活動度に差がなかったと報告されている[5]．つまり，膵管ステント挿入は膵管空腸側々吻合術の術前治療として問題なく行える結果であった．

　さらに，3 つのメタアナリシスの結果では，疼痛寛解率は，外科的治療が 80.4% であったのに対して内視鏡的治療では 72.6% で，外科的治療が有意に優れており，合併症発生率は外科的治療では 12.7%，内視鏡的治療では 10.1% などと報告されており，膵管拡張を示す慢性膵炎では，除痛効果は外科的治療が優れており，合併症発生率も差がなかったという[6~8]．

　以上から，慢性膵炎における疼痛対策としては，内視鏡的治療が第一選択であるが，内視鏡的治療困難例や疼痛再燃例には，外科的治療の施行を推奨する．

文献

1) Dite P, Ruzicka M, Zboril V, et al. A prospective, randomized trial comparing endoscopic and surgical therapy for chronic pancreatitis. Endoscopy 2003; **35**: 553-558（ランダム）
2) Farnbacher MJ, Muhldorfer S, Wehler M, et al. Interventional endoscopic therapy in chronic pancreatitis

第4章　治療

including temporary stenting: a definitive treatment? Scand J Gastroenterol 2006; **41**: 111-117（ケースシリーズ）

3) Binmoeller KF, Jue P, Seifert H, et al. Endoscopic pancreatic stent drainage in chronic pancreatitis and a dominant stricture: long-term results. Endoscopy 1995; **27**: 638-644（ケースシリーズ）

4) Smits ME, Badiga SM, Rauws EA, et al. Long-term results of pancreatic stents in chronic pancreatitis. Gastrointest Endosc 1995; **42**: 461-467（ケースシリーズ）

5) Boerma D, van Gulik TM, Rauws EA, et al. Outcome of pancreaticojejunostomy after previous endoscopic stenting in patients with chronic pancreatitis. Eur J Surg 2005; **168**: 223-228（コホート）

6) Ahmed Ali U, Pahlplatz JM, Nealon WH, et al. Endoscopic or surgical intervention for painful obstructive chronic pancreatitis. Cochrane Database Syst Rev 2012; **18**: CD007884（メタ）

7) D'Haese JG, Ceyhan GO, Demir IE, et al. Treatment options in painful chronic pancreatitis: a systematic review. HPB (Oxford) 2014; **16**: 512-521（メタ）

8) Jawad ZAR, Kyriakides C, Pai M, et al. Surgery remains the best option for the management of pain in patients with chronic pancreatitis: a systematic review and meta-analysis. Asian J Surg 2017: **40**: 179-185（メタ）

BQ 4-10　　　　　　　　　　　　　　　　　　　　（5）外分泌不全の治療

膵外分泌機能不全の治療に脂溶性ビタミン薬の投与は有用か？

回答

● 膵外分泌機能不全の程度や栄養評価に応じて，膵消化酵素薬補充療法の後に脂溶性ビタミン薬を補充してもよい．

解説

　慢性膵炎に伴う膵外分泌機能低下によって，消化吸収障害が生じるが，脂肪の消化吸収障害が最も重要で頻度が高い．膵リパーゼ活性が 10％以下になったとき，脂肪便が顕性化する．高度の脂肪吸収不良が生じることにより脂溶性ビタミンの吸収不良も出現し，血中の脂溶性ビタミンが低下する [1]．また，カルシウムや亜鉛，セレンといった微量元素 [2]，さらには水溶性ビタミン B_1，B_2，B_{12} が欠乏すると報告されている [3]．脂溶性ビタミン（ビタミン A，D，K，E）欠乏のうち，比較的頻度が高いのはビタミン D 欠乏であり，ビタミン A 欠乏やビタミン K 欠乏は比較的頻度が低い [4]．慢性膵炎 548 人（先行 12 研究）によるランダム効果モデルによるメタアナリシスでは，異質性が高い結果であるが，ビタミン A 欠乏 16.8％（95％CI 6.9〜35.7％，$I^2=75\%$），ビタミン D 欠乏 57.6％（95％CI 43.9〜70.4％，$I^2=87\%$），ビタミン E 欠乏 29.2％（95％CI 8.6〜64.5％，$I^2=92\%$），（ビタミン K 欠乏は 1 報のみ）であったと報告されている [5]．また，代償期であっても脂溶性ビタミンが低下していることがある [6]．このため，年 1 回は脂溶性ビタミン測定を推奨する報告がある [7]．

　脂溶性ビタミンの欠乏による臨床症状として，ビタミン A—夜盲症，ビタミン D—骨減少症，骨粗鬆症，ビタミン K—凝固異常による斑状出血，ビタミン E—運動失調，末梢神経障害などが主なものある．ビタミン E は抗酸化作用や発癌抑制作用を有しており，ビタミン E 欠乏によりこれらの作用が減弱するとの報告もある [8]．慢性膵炎によるビタミン E 欠乏と低栄養状態が鼻咽頭癌，食道癌，膵癌の発症リスクになっている可能性が示唆される．

　ビタミン A，K，E 欠乏に対してのビタミン薬による補充療法の安全性や効果に関しては，現時点で定まった見解はなく今後の検討が必要である．一方，慢性膵炎の骨病変進行阻止を目指したビタミン D 製剤の投与を肯定する報告がある [9]．反面，膵消化酵素薬投与中の慢性膵炎患者では，血中ビタミン D は維持されており骨密度は対照としての一次性糖尿病症例と明らかな差はなかったとする報告もある [10]．

　慢性膵炎における脂溶性ビタミン欠乏は，膵外分泌機能不全が一因であるため，ビタミンの補充では改善しない可能性もあるが，膵消化酵素薬もしくは H_2 受容体拮抗薬，あるいは PPI 投与を併用した膵消化酵素薬投与によりビタミン欠乏の改善が期待できる [11, 12]．食事摂取が長期にわたり困難でない限り，脂溶性ビタミン欠乏例に対しては，まず適切な食事指導と栄養評価のもとに，十分量の膵消化酵素薬補充療法を行う．膵外分泌機能不全症例で膵消化酵素薬補充療法の効果発現が期待できない場合に，脂溶性ビタミン薬の補充を考慮する [13]．

　脂溶性ビタミン薬の補充により，慢性膵炎患者の心臓血管病や自己免疫性疾患，悪性疾患，1 型・2 型糖尿病の合併率の低下や全致死率低下など，イベントに対するリスク低下を証明した

第4章　治療

報告はみられない.

文献

1) Nakamura T, Takebe K, Immamur K, et al. Fat-soluble vitamins in patients with chronic pancreatitis. Acta Gastroenterol Belg 1996; **59**: 10-14 (ケースコントロール)
2) Twersky Y, Bank S. Nutritional deficiencies in chronic pancreatitis. Gastroenterol Clin North Am 1989; **18**: 543-565
3) 渡辺 拓, 中村光男, 丹藤雄介, ほか. 慢性膵炎患者の血中水溶性ビタミンの検討. 消化と吸収 1998; **20**: 35-37 (ケースコントロール)
4) Lankisch PG, Lembcke B, Wemken G, et al. Functional reserve capacity of the exocrine pancreas. Digestion 1986; **35**: 175-181 (横断)
5) Martínez-Moneo E, Stigliano S, Hedström A, et al. Deficiency of fat-soluble vitamins in chronic pancreatitis: a systematic review and meta-analysis. Pancreatology 2016; **16**: 988-994 (メタ)
6) Dominguez-Munoz JE, Drewes AM, Lindkvist B, et al. HaPanEU/UEG Working Group. Recommendations from the United European Gastroenterology evidence-based guidelines for the diagnosis and therapy of chronic pancreatitis. Pancreatology 2018; **18**: 847-854 (ガイドライン)
7) Sheth SG, Conwell DL, Whitcomb DC, et al. Academic Pancreas Centers of Excellence: Guidance from a multidisciplinary chronic pancreatitis working group at PancreasFest. Pancreatology 2017; **17**: 419-430 (ガイドライン)
8) Salonen JT, Salonen R, Lappetelaine R, et al. Risk of cancer in relation to serum concentrations of selenium and vitamin A and E. Br Med J 1985; **290**: 417-420 (ケースコントロール)
9) Payer J, Killinger Z, Aleryany S, et al. Vitamin D deficiency as one of the causes of bone changes in chronic pancreatitis. Vnitr Lek 1999; **45**: 281-283 (横断)
10) 楠美尚子, 中村光男, 丹藤雄介, ほか. 消化吸収不良を伴った慢性膵炎症例における脂溶性ビタミンと骨密度. 消化と吸収 2000; **22**: 104-107 (ケースシリーズ)
11) Klapdor S, Richter E, Klapdor R. Vitamin D status and per-oral vitamin D supplementation in patients suffering from chronic pancreatitis and pancreatic cancer disease. Anticancer Res 2012; **32**: 1991-1998 (ケースシリーズ)
12) Greer JB, Greer P, Sandhu BS, et al. Nutrition and inflammatory biomarkers in chronic pancreatitis patients. Nutr Clin Pract 2019; **34**: 387-399 (ケースコントロール)
13) Arvanitakis M, Ockenga J, Bezmarevic M, et al. ESPEN guideline on clinical nutrition in acute and chronic pancreatitis. Clin Nutr 2020; **39**: 612-631 (ガイドライン)

BQ 4-11

膵外分泌機能不全の治療に骨粗鬆症検査は有用か？

回答

● 慢性膵炎では骨粗鬆症のスクリーニング検査が有用である．

解説

　米国の前向き観察研究では，慢性膵炎では骨密度低下がみられることが示されている[1]．メタアナリシスによれば，慢性膵炎の23.4％（95％CI 16.6〜32.0）に骨粗鬆症があり，39.8％（95％CI 29.1〜51.6）に骨減少症がみられるとの報告がある[2]．慢性膵炎の成因や罹病期間によらず骨密度低下がみられるという横断的観察研究がある[3]．近年は，慢性膵炎に起因する骨密度低下，骨疾患をCP-associated osteopathyと呼称することが多い[2]．

　骨密度計測T-scoreの異常がみられる場合，膵外分泌機能が障害されている症例が含まれている可能性がある．膵外分泌機能不全の62.5％でビタミンDが欠乏し，骨密度計測T-scoreを用いた検討で68.9％に骨減少症または骨粗鬆症がみられると報告されている[4]．ケンブリッジ分類で慢性膵炎が進行するほど骨密度が低下し，$1,25(OH)_2D_3$ が低下すると報告されている[5]．

　一方，慢性膵炎ではビタミンDが欠乏するが，コントロール群と比較した場合，有意差はみられないとする解析結果を示すメタアナリシスも存在する[6]．骨折の高リスクとして知られているほかの消化器疾患（セリアック病，炎症性腸疾患，胆汁うっ滞性肝障害など）に比べて，慢性膵炎の骨折オッズ比は同等あるいは，それらより高いという[7-9]．3257例の慢性膵炎の骨折リスクを評価した後ろ向きコホート研究によれば，慢性膵炎の全骨折オッズ比は2.35倍（95％CI 2.00〜2.77）であり脆弱性骨折（low-trauma fracture）の高リスクのため，性別によらず45歳以上では骨密度スクリーニングを行うべきと考察されている[10]．ESPENガイドライン2020には，慢性膵炎の定期的栄養評価法として骨密度測定が記載された[11]．

　骨密度計測T-scoreは便中エラスターゼ1（FE-1）と有意な相関を示し（$p<0.05$），膵消化酵素薬補充療法（PERT）が開始されている慢性膵炎では，骨密度が保たれるという報告がある[12]．2,594人の慢性膵炎を対象としたオランダの後ろ向きコホート研究では，膵消化酵素薬補充療法を行っていた群に有意な骨折ハザード比の低下（ハザード比0.8，95％CI 0.7〜0.9）がみられている[13]．海外では，慢性膵炎の骨粗鬆症のスクリーニング検査にdual-energy X-ray absorptiometry（DXA）や25(OH)D測定が推奨されている[11,14]．25(OH)Dは $1,25(OH)_2D_3$ の前駆物質であり，いずれも血清濃度の測定が可能であるが，20.0 ng/mL≦25(OH)D<30.0 ng/mLでビタミンD不足，25(OH)D<20.0 ng/mLでビタミンD欠乏と判定される．

　熱帯性石灰化膵炎に対する二重盲検試験では，ビタミンD_3（コレカルシフェロール）の高用量600,000 IU（15,000 μg）筋肉内投与は低用量300,000 IU（7,500 μg）筋肉内投与に比し，ビタミンD欠乏改善に有効であったとの検討がある[15]．

　膵外分泌機能不全をきたしうる嚢胞性線維症も骨粗鬆症リスクが高いとされており，ビスホスホネート製剤の経口あるいは経静脈的投与の有効性が示されている[16]．

　慢性膵炎による膵外分泌機能不全の治療に骨粗鬆症治療が必要かどうかを調査したエビデン

第4章　治療

スレベルの高い報告はみられないが，膵消化酵素薬補充療法，ビタミン D 製剤，ビスホスホネート製剤の有効性が期待される．

文献

1) Gupta N, Singh S, Vargas L, et al. Prevalence of low bone density and comorbid hypogonadism in patients with chronic pancreatitis. Pancreas 2019; **48**: 387-395 （横断）
2) Duggan SN, Smyth ND, Murphy A, et al. High prevalence of osteoporosis in patients with chronic pancreatitis: a systematic review and meta-analysis. Clin Gastroenterol Hepatol 2014; **12**: 219-228 （メタ）
3) Kumar KH, Sood AK, Manrai M. Occult metabolic bone disease in chronic pancreatitis. Niger J Clin Pract 2017; **20**: 1122-1126 （横断）
4) Min M, Patel B, Han S, et al. Exocrine pancreatic insufficiency and malnutrition in chronic pancreatitis: identification, treatment, and consequences. Pancreas 2018; **47**: 1015-1018 （横断）
5) Mann ST, Stracke H, Lange U, et al. Alterations of bone mineral density and bone metabolism in patients with various grades of chronic pancreatitis. Metabolism 2003; **52**: 579-585 （横断）
6) Hoogenboom SA, Lekkerkerker SJ, Fockens P, et al. Systematic review and meta-analysis on the prevalence of vitamin D deficiency in patients with chronic pancreatitis. Pancreatology 2016; **16**: 800-806 （メタ）
7) Sheth SG, Conwell DL, Whitcomb DC, et al. Academic Pancreas Centers of Excellence: Guidance from a multidisciplinary chronic pancreatitis working group at PancreasFest. Pancreatology 2017; **17**: 419-430 （ガイドライン）
8) Tignor AS, Wu BU, Whitlock TL, et al. High prevalence of low-trauma fracture in chronic pancreatitis. Am J Gastroenterol 2010; **105**: 2680-2686 （コホート）
9) Hart PA, Conwell DL. Chronic pancreatitis: managing a difficult disease. Am J Gastroenterol 2020; **115**: 49-55
10) Munigala S, Agarwal B, Gelrud A, et al. Chronic pancreatitis and fracture: a retrospective, population-based veterans administration study. Pancreas 2016; **45**: 355-361 （コホート）
11) Arvanitakis M, Ockenga J, Bezmarevic M, et al. ESPEN guideline on clinical nutrition in acute and chronic pancreatitis. Clin Nutr 2020; **39**: 612-631 （ガイドライン）
12) Haas S, Krins S, Knauerhase A, et al. Altered bone metabolism and bone density in patients with chronic pancreatitis and pancreatic exocrine insufficiency. JOP 2015; **16**: 58-62 （横断）
13) Bang UC, Benfield T, Bendtsen F, et al. The risk of fractures among patients with cirrhosis or chronic pancreatitis. Clin Gastroenterol Hepatol 2014; **12**: 320-326 （コホート）
14) Löhr JM, Dominguez-Munoz E, Rosendahl J, et al; HaPanEU/UEG Working Group. United European Gastroenterology evidence-based guidelines for the diagnosis and therapy of chronic pancreatitis (HaPanEU). United European Gastroenterol J 2017; **5**: 153-199 （ガイドライン）
15) Reddy SV, Ramesh V, Bhatia E. Double blind randomized control study of intramuscular vitamin D3 supplementation in tropical calcific pancreatitis. Calcif Tissue Int 2013; **93**: 48-54 （ランダム）
16) Conwell LS, Chang AB. Bisphosphonates for osteoporosis in people with cystic fibrosis. Cochrane Database Syst Rev 2014; **14**: CD002010 （メタ）

BQ 4-12

膵外分泌機能不全の治療効果判定にどのような評価項目が有用か？

回 答

● 体重，BMI，血清アルブミン，プレアルブミン，レチノール結合蛋白，総コレステロール，ビタミン A，25OH ビタミン D，ビタミン E などから複数を用いての評価が有用である.

解説

　慢性膵炎は進行すると膵外分泌機能不全による消化吸収障害を原因とする低栄養状態を呈する．栄養障害は生命予後不良および生活の質（QOL）を低下させる因子である．膵外分泌機能不全による栄養障害は，アルコール性慢性膵炎では診断から 5～10 年で，非アルコール性慢性膵炎では一般にそれより遅い時期にみられる症状である．栄養障害の症状として通常は体重（BMI）減少がみられるが[1]，一方で慢性膵炎の半数がむしろ太り気味または肥満であるという報告がある[2]．この報告によると，慢性膵炎群では握力低下，貯蔵脂肪量の増加，骨格筋量の低下を認めた[2]．握力低下はサルコペニアの診断にも用いられる指標である．筋肉量や皮下脂肪量の判定法には，下腿周囲長や上腕周囲長および上腕三頭筋皮下脂肪厚の測定などの身体計測が行われており，栄養状態の評価に有用な指標である．別の報告では，慢性膵炎の 17％にサルコペニアを認め，サルコペニア群では頻回の入院が必要で，入院期間が長く，生命予後が不良であったことが報告されている[3]．

　慢性膵炎患者では栄養障害を反映して血清アルブミン，プレアブルミン，レチノール結合蛋白が低値であったと報告されている[4,5]．また，膵外分泌機能不全により膵酵素分泌が低下し，中性脂肪が分解できなくなると脂溶性ビタミンの吸収が低下する．このため非代償期の慢性膵炎患者ではビタミン A，D，E，K の欠乏が報告されている[4-6]．比較的規模の大きい多施設共同症例対照研究では，血清ビタミン A および E が慢性膵炎患者で有意に低下することが報告されており，プレアルブミンも含めこれらの栄養マーカーは膵消化酵素薬内服患者では改善していた[5]．さらに，ビタミン D の欠乏は骨粗鬆症の原因となることが知られている[5-7]．慢性膵炎患者では骨粗鬆症のマーカーである骨密度，血清ビタミン D（25(OH)D），オステオカルシン（OS）などが低下していたと報告されている[5,6,8,9]．その他，慢性膵炎患者ではマグネシウムなどの微量元素の低下が認められることがある[4]．

　膵消化酵素薬補充療法の治療効果判定に体重，BMI，レチノール結合蛋白，プレアルブミン，アルブミン，総コレステロール，HDL コレステロール，LDL コレステロール，トランスフェリン，ビタミン E などが用いられているが，それぞれの項目は有意に改善する場合も，逆にしない場合も報告されており，単一の項目で治療効果を判定することは困難である[10-12]．

　慢性膵炎患者の栄養状態の評価は，BMI のみ，などの単一の項目で行うのではなく，身体診察と生化学的検査により多面的に行うことが推奨され，治療効果判定にも用いられるべきである．

第 4 章　治療

▌文献▌

1) Olesen SS, Frandsen LK, Poulsen JL, et al. The prevalence of underweight is increased in chronic pancreatitis outpatients and associates with reduced life quality. Nutrition 2017; **43-44**: 1-7（横断）

2) Duggan SN, Smyth ND, O'Sullivan M, et al. The prevalence of malnutrition and fat-soluble vitamin deficiencies in chronic pancreatitis. Nutr Clin Pract 2014; **29**: 348-354（コホート）

3) Olessen SS, Buyukuslu A, Kohler M, et al. Sarcopenia associates with increased hospitalization rates and reduced survival in patients with chronic pancreatitis. Pancreatology 2019; **19**: 245-251（コホート）

4) Lindlvist B, Dominguez-Munoz JE, Luaces-Regueira M, et al. Serum nutritional markers for prediction of pancreatic exocrine insufficiency in chronic pancreatitis. Pancreatology 2012; **12**: 305-310（横断）

5) Greer JB, Greer P, Sandhu BS, et al. Nutrition and inflammatory biomarkers in chronic pancreatitis patients. Nutr Clin Pract 2019; **34**: 387-399（ケースコントロール）

6) Sikkens EC, Cahen DL, Koch AD, et al. The prevalence of fat-soluble vitamin deficiencies and a decreased bone mass in patients with chronic pancreatitis. Pancreatology 2013; **13**: 238-242（横断）

7) Duggan SN, Smyth ND, Murphy A, et al. High prevalence of osteoporosis in patients with chronic pancreatitis: a systematic review and meta-analysis. Clin Gastroenterol Hepatol 2014; **12**: 219-228（メタ）

8) Haaber AB, Rosenfalck AM, Hansen B, et al. Bone mineral metabolism, bone mineral density, and body composition in patients with chronic pancreatitis and pancreatic exocrine insufficiency. Int J Pancreatol 2000; **27**: 21-27（横断）

9) Duggan SN, Purcell C, Kilbane M, et al. An association between abnormal bone turnover, systemic inflammation, and osteoporosis in patients with chronic pancreatitis: a case-matched study. Am J Gastroenterol 2015; **110**: 336-345（ケースコントロール）

10) Dominguez-Munoz JE, Iglesias-Garcia J, Vilarino-Insua M, et al. 13C-mixed triglyceride breath test to assess oral enzyme substitution therapy in patients with chronic pancreatitis. Clin Gastroenterol Hepatol 2007; **5**: 484-488（コホート）

11) Gubergrits N, Malecka-Panas E, Lehman GA, et al. A 6-month, open label clinical trial of pancrelipase delayed –release capsules (Creon) in patients with exocrine pancreatic insufficiency due to chronic pancreatitis or pancreatic surgery. Aliment Pharmacol Ther 2011; **33**: 1152-1161（コホート）

12) Ramesh H, Reddy N, Bhatia S, et al. A 51-weeks, open label clinical trial in India to assess the efficacy and safety of pancreatin 40000 enteric-coated minimicrospheres in patients with chronic exocrine insufficiency due to chronic pancreatitis. Pancreatology 2013; **13**: 133-139（コホート）

CQ 4-7 （5）外分泌不全の治療

膵外分泌機能不全の治療に脂肪制限食は推奨されるか？

推奨

●膵外分泌機能不全を伴う慢性膵炎の非代償期では画一的な脂肪制限食は行わないことを推奨する.

【推奨の強さ：強（合意率71％），エビデンスレベル：D】

解説

慢性膵炎代償期では腹痛・背部痛発作の管理が重要であり，脂質の過剰摂取はその誘因となることが多い．よって，腹痛・背部痛がある患者に対しては脂肪制限（1日30〜35g，1回10g以下）が重要となる[1]．脂肪をほとんど含まない成分栄養剤の投与により慢性膵炎患者の腹痛の改善がみられたとする本邦からの報告もある[2,3]．ただし，過度な脂肪制限は低栄養につながる可能性があり，栄養状態の継続的な評価が必要である[4]．

膵外分泌機能不全を伴う慢性膵炎の非代償期においては消化吸収障害や膵性糖尿病が主な病態であり，腹痛発作は消失していることが多い．膵性疼痛が消失しているにもかかわらず健常者と比較して脂肪摂取が少ない傾向にあることが報告されている[5,6]．この理由として患者自身が代償期の脂肪制限を継続している場合や，医療者側の膵炎患者には脂肪制限が必要であるという考えに基づいた教育と合併する糖尿病に対する食事制限指導などが考えられる[7]．非代償期における治療の基本は十分量の膵消化酵素薬投与と適切なエネルギー投与であり，腹痛を有する代償期と同様の画一的な食事制限は推奨されない[8,9]．脂肪制限をはじめとする過度の食事制限は消化吸収障害による低栄養を助長するため避けるべきである．脂肪摂取量は1日40〜70g摂取を推奨する意見や全カロリーの30〜40％の摂取を推奨する意見がある[1,10,11]．膵消化酵素薬投与時は，腸内の酸性環境での膵消化酵素失活を防ぐため，必要に応じて制酸薬も併用することが望ましい[11]．体重，BMIやアルブミン，コレステロール値などの栄養指標の改善に乏しい場合や，脂肪便が持続する場合は膵消化酵素薬の増量を考慮する必要がある[9]．

文献

1) 下瀬川　徹，伊藤鉄英，中村太一，ほか．慢性膵炎の断酒・生活指導指針．膵臓 2010; **25**: 617-681（ガイドライン）
2) Kataoka K, Sakagami J, Hirota M, et al. Effects of oral ingestion of the elemental diet in patients with painful chronic pancreatitis in the real-life setting in Japan. Pancreas 2014; **43**: 451-457（ケースシリーズ）
3) Ikeura T, Takaoka M, Uchida K, et al. Beneficial effect of low-fat elemental diet therapy on pain in chronic pancreatitis. Int J Chronic Dis 2014; **2014**: 862091（ケースシリーズ）
4) O'Brien SJ, Omer E. Chronic pancreatitis and nutrition therapy. Nutr Clin Pract 2019; **34**: S13-S26
5) Nakamura T, Arai Y, Terada A. Dietary analysis of Japanese patients with chronic pancreatitis in stable conditions. J Gastroenterol 1994; **29**: 756-762（ケースコントロール）
6) 田中　光，松本敦史，三上恵理，ほか．膵外分泌不全の食事療法―食事摂取量（指示量）の考え方．膵外分泌不全診療マニュアル，診断と治療社，東京，2017: p.41-46
7) 柳町　幸，丹藤雄介，中村光男．慢性膵炎の食事療法と栄養管理．臨床と研究 2010; **87**: 1389-1393
8) 中村光男．食事，消化吸収，栄養の三位一体．膵外分泌不全診療マニュアル，診断と治療社，東京，2017: p.2-6

第4章　治療

9) Dominguez-Munoz JE, Drewes AM, Lindkvist B, et al. Recommendations from the United European Gastroenterology evidence-based guidelines for the diagnosis and therapy of chronic pancreatitis. Pancreatology 2018; **18**: 847-854（ガイドライン）
10) Jalal M, Campbell JA, Hopper AD. Practical guide to the management of chronic pancreatitis. Frontline Gastroenterol 2019; **10**: 253-260
11) 清水京子．膵外分泌機能不全に対する食事療法，膵酵素補充療法とインスリンの使い方．胆と膵 2016; **37**: 157-161

CQ 4-8

膵外分泌機能不全の治療に高力価膵消化酵素薬は推奨されるか？

推奨

● 脂肪便や体重減少を有する膵外分泌機能不全に対して高力価膵消化酵素薬を投与することを推奨する.

【推奨の強さ：**強**（合意率 100%），エビデンスレベル：**A**】

解説

膵消化酵素薬補充療法の歴史は古く，約 120 年の歴史があり[1]，膵消化酵素薬はパンクレリパーゼと総合消化酵素配合薬の 2 種類に大別できる．2011 年 8 月に販売承認されたパンクレリパーゼ（LipaCreon®）は従来の日局パンクレアチンと比較し単位重量あたりリパーゼで約 8.4 倍，プロテアーゼで約 7.0 倍，アミラーゼで約 6.5 倍の力価を含有するわが国唯一の高力価膵消化酵素薬である[2]．わが国における追試において高力価膵消化酵素薬は，かねてより使用されていた総合消化酵素配合薬と比較し全体的に消化力が優れていることが明らかになった[1].

欧米から慢性膵炎に対する高力価膵消化酵素薬の複数のエビデンスレベルの高い報告がなされている[3~6]．慢性膵炎および慢性膵炎手術症例を対象に施行された多施設ランダム化プラセボコントロール試験では，パンクレリパーゼの内服で脂肪・窒素の吸収，便回数，便中脂肪排泄量・便中窒素排泄量，便の性状・お腹の張りが有意に改善し，さらにその後の追跡調査において長期的に体重増加が認められている[7,8]．また，近年の多施設ランダム化プラセボコントロール研究でも慢性膵炎患者に対するパンクレリパーゼの内服で脂肪吸収，窒素吸収，便中脂肪，便回数，便重量に有意な改善がみられたと報告されている[9]．質問紙法を用いた多施設前向き調査の報告では，体重増加や脂肪便，腹痛の改善などとともに QOL の改善効果がみられている[10].慢性膵炎に対するパンクレリパーゼを含めた膵消化酵素薬の疼痛改善効果を評価した RCT のメタアナリシスでは膵消化酵素薬投与が腹痛改善に寄与しなかったと結論づけられた[11]が，エビデンスレベルの低い研究も含まれており解釈には注意が必要であると考察されている．高用量の膵消化酵素薬を内服することにより有意に腹痛が改善した報告[10]や，酵素補充により膵外分泌のネガティブフィードバックが働き疼痛が緩和される機構も推定されており[12]，高力価膵消化酵素薬で疼痛改善が期待できる可能性はある．現在使用可能な薬剤のなかで脂肪便の改善，消化吸収改善による体重増加，QOL 改善の観点から，特に脂肪便や体重減少がみられる患者へは高力価膵消化酵素薬の使用が推奨される．

パンクレリパーゼ（LipaCreon®）は，患者の状態に応じて適宜増減することができる．増量に伴う治療効果には上限があるとされ，便中脂肪排泄に対する用量依存効果はみられない[13]．高力価膵消化酵素薬（腸溶性）は，胃内での食事との分離や溶出タイミングのずれなどから効果が発現しにくいことも想定されている．胃内 pH が低下する前に非腸溶性膵消化酵素薬を食事開始時に内服しておくような高力価膵消化酵素薬（腸溶性）＋非腸溶性膵消化酵素薬のコンビネーション治療が有効かどうかは今後の課題といえる[13,14].

第4章 治療

▌文献▌

1) 洪　繁. 我が国で処方可能な各種消化酵素製剤の特徴とそれに応じた製剤の使い分け. 膵臓 2017; **32**: 125-139

2) 医薬品インタビューフォーム「リパクレオン®顆粒 300mg 分包」「リパクレオン®カプセル 150mg」2017年 2 月改定（第 7 版）

3) Schneider MU, Knoll-Ruzicka ML, Domschke S, et al. Pancreatic enzyme replacement therapy: comparative effects of conventional and enteric-coated microspheric pancreatin and acid-stable fungal enzyme preparations on steatorrhoea in chronic pancreatitis. Hepatogastroenterology 1985; **32**: 97-102（非ランダム）

4) Safdi M, Bekal PK, Martin S, et al. The effects of oral pancreatic enzymes (Creon 10 capsule) on steatorrhea: a multicenter, placebo-controlled, parallel group trial in subjects with chronic pancreatitis. Pancreas 2006; **33**: 156-162（ランダム）

5) Delhaye M, Meuris S, Gohimont AC, et al. Comparative evaluation of a high lipase pancreatic enzyme preparation and a standard pancreatic supplement for treating exocrine pancreatic insufficiency in chronic pancreatitis. Eur J Gastroenterol Hepatol 1996; **8**: 699-703（非ランダム）

6) Toskes PP, Secci A, Thieroff-Ekerdt R. Efficacy of a novel pancreatic enzyme product, EUR-1008 (Zenpep), in patients with exocrine pancreatic insufficiency due to chronic pancreatitis. Pancreas 2011; **40**: 376-382（ランダム）

7) Whitcomb DC, Lehman GA, Vasileva G, et al. Pancrelipase delayed-release capsules (CREON) for exocrine pancreatic insufficiency due to chronic pancreatitis or pancreatic surgery: a double-blind randomized trial. Am J Gastroenterol 2010; **105**: 2276-2286（ランダム）

8) Gubergrits N, Malecka-Panas E, Lehman GA, et al. A 6-month, open-label clinical trial of pancrelipase delayed-release capsules (Creon) in patients with exocrine pancreatic insufficiency due to chronic pancreatitis or pancreatic surgery. Aliment Pharmacol Ther 2011; **33**: 1152-1161（ランダム）

9) Thorat V, Reddy N, Bhatia S, et al. Randomised clinical trial: the efficacy and safety of pancreatin enteric-coated minimicrospheres (Creon 40000 MMS) in patients with pancreatic exocrine insufficiency due to chronic pancreatitis--a double-blind, placebo-controlled study. Aliment Pharmacol Ther 2012; **36**: 426-436（ランダム）

10) Czako L, Takacs T, Hegyi P, et al. Quality of life assessment after pancreatic enzyme replacement therapy in chronic pancreatitis. Can J Gastroenterol 2003; **17**: 597-603（ケースコントロール）

11) Yaghoobi M, McNabb-Baltar J, Bijarchi R, et al. Pancreatic enzyme supplements are not effective for relieving abdominal pain in patients with chronic pancreatitis: meta-analysis and systematic review of randomized controlled trials. Can J Gastroenterol Hepatol 2016; **2016**: 8541839（メタ）

12) Ramo OJ, Puolakkainen PA, Seppala K, et al. Self-administration of enzyme substitution in the treatment of exocrine pancreatic insufficiency. Scand J Gastroenterol 1989; **24**: 688-692（ケースシリーズ）

13) Trang T, Chan J, Graham DY. Pancreatic enzyme replacement therapy for pancreatic exocrine insufficiency in the 21(st) century. World J Gastroenterol 2014; **20**: 11467-11485

14) Kalnins D, Corey M, Ellis L, et al. Combining unprotected pancreatic enzymes with pH-sensitive enteric-coated microspheres does not improve nutrient digestion in patients with cystic fibrosis. J Pediatr 2005; **146**: 489-493（ケースコントロール）

CQ **4-9**　　　　　　　　　　　　　　　　

膵外分泌機能不全の治療に胃酸分泌抑制薬は推奨されるか？

推奨

●膵外分泌機能不全患者で膵消化酵素薬が効果不十分な場合，胃酸分泌抑制薬を併用することを提案する．

【推奨の強さ：**弱**（合意率 92%），エビデンスレベル：**C**】

■解説■

　膵消化酵素薬療法と併用しない PPI 単独療法による研究では，アルコール性慢性膵炎症例の胃内および上部小腸内 24 時間 pH モニタリングで食後 pH レベルが PPI（オメプラゾール）単独投与により上昇することと便中脂肪排泄が軽減する報告がある[1]．

　膵外分泌機能不全症例においては膵液中の重炭酸塩濃度が低下し，十二指腸内 pH レベルが低下する．リパーゼは pH<4.0 では不可逆的に失活するため，膵外分泌機能不全症例に対して膵消化酵素薬（非腸溶性）による膵消化酵素薬補充療法を行う場合，酸分泌抑制薬を併用することが有効とする報告がある[2]．上部消化管 pH が低下すれば，胆汁酸が沈殿し糞便中に排泄されるため，胆汁酸プールが減少しミセル形成できず脂肪吸収障害が起こる[3]．また，腸溶性膵消化酵素薬は pH>5 でなければ，腸溶コートが溶解しないため膵消化酵素薬が溶出しない．

　脂肪便の症例に対する非腸溶性膵消化酵素薬と胃酸分泌抑制薬の相加効果を示す報告がある[4]．高度な脂肪便を伴う症例への膵消化酵素薬補充療法に H_2 受容体拮抗薬（ラニチジン）を併用した臨床研究では，胃酸分泌能が正常もしくは高い場合，H_2 受容体拮抗薬併用の有効性が報告されている[5,6]．また，膵消化酵素薬補充療法（腸溶性）単独で脂肪吸収障害の改善がないアルコール性慢性膵炎症例が 43% にのぼるが，この症例に対して PPI（エソメプラゾール）を追加すると 67% に有効性を示したという報告も認める[7]．その一方で，膵消化酵素薬補充療法（腸溶性）を要する膵外分泌機能不全症例に対し PPI（オメプラゾール）を加えた場合，便中蛋白排泄や便中脂肪排泄に有意な低下は認めなかった[8]．膵消化酵素薬補充療法（腸溶性）単独で膵外分泌機能不全の改善が得られた場合には，PPI の上乗せ効果はないという[7]．先行 29 研究をまとめた報告で膵消化酵素薬補充療法（腸溶性）に PPI または H_2 受容体拮抗薬を併用した場合，慢性膵炎症例における脂肪吸収率に変化がないため（併用あり 84.0% vs. 併用なし 85.1%），膵消化酵素薬（腸溶性）に胃酸分泌抑制薬をルーチンに併用する必要はないと考察されている[9]．非腸溶性膵消化酵素薬をまじえた膵消化酵素薬に対する胃酸分泌抑制薬の相加効果については一致した見解をみないものの，脂肪便を伴う膵外分泌機能不全においてステップワイズアプローチとして胃酸分泌抑制薬の有用性を記載したエキスパートの意見が多い[10]．脂肪便以外の病態に及ぼす膵消化酵素薬補充療法への制酸薬併用効果については，エビデンスレベルの高い報告はない．

　わが国では，胃酸分泌抑制薬は膵外分泌機能不全に保険適用を有さない．

第4章　治療

文献

1) Nakamura T, Arai Y, Tando Y, et al. Effect of omeprazole on changes in gastric and upper small intestine pH levels in patients with chronic pancreatitis. Clin Ther 1995; **17**: 448-459（ケースシリーズ）

2) Lankisch PG. Acute and chronic pancreatitis: an update on management. Drugs 1984; **28**: 554-564

3) Nakamura T, Takebe K, Yamada N, et al. Bile acid malabsorption as a cause of hypocholesterolemia seen in patients with chronic pancreatitis. Int J Pancreatol 1994; **16**: 165-169（ケースコントロール）

4) DiMagno EP, Malagelada JR, Go VL, et al. Fate of orally ingested enzymes in pancreatic insufficiency: comparison of two dosage schedules. N Engl J Med 1977; **296**: 1318-1322（ケースコントロール）

5) Marotta F, O'Keefe SJ, Marks IN, et al. Pancreatic enzyme replacement therapy: importance of gastric acid secretion, H2-antagonists, and enteric coating. Dig Dis Sci 1989; **34**: 456-461（ケースコントロール）

6) Dominguez-Munoz JE. Pancreatic enzyme replacement therapy for pancreatic exocrine insufficiency: when is it indicated, what is the goal and how to do it? Adv Med Sci 2011; **56**: 1-5（コホート）

7) Dominguez-Munoz JE, Iglesias-Garcia J, Iglesias-Rey M, et al. Optimising the therapy of exocrine pancreatic insufficiency by the association of a proton pump inhibitor to enteric coated pancreatic extracts. Gut 2006; **55**: 1056-1057（非ランダム）

8) Delhaye M, Meuris S, Gohimont AC, et al. Comparative evaluation of a high lipase pancreatic enzyme preparation and a standard pancreatic supplement for treating exocrine pancreatic insufficiency in chronic pancreatitis. Eur J Gastroenterol Hepatol 1996; **8**: 699-703（コホート）

9) Sander-Struckmeier S, Beckmann K, Janssen-van Solingen G, et al. Retrospective analysis to investigate the effect of concomitant use of gastric acid-suppressing drugs on the efficacy and safety of pancrelipase/pancreatin (CREON®) in patients with pancreatic exocrine insufficiency. Pancreas 2013; **42**: 983-989（ランダム）

10) Bruno MJ, Haverkort EB, Tytgat GN, el al. Maldigestion associated with exocrine pancreatic insufficiency: implications of gastrointestinal physiology and properties of enzyme preparations for a cause-related and patient-tailored treatment. Am J Gastroenterol 1995; **90**: 1383-1393

CQ 4-10　　　　　　　　　　　　　　　　　　　(5) 外分泌不全の治療

膵外分泌機能不全に糖尿病の合併がある場合に一次性糖尿病に準じたカロリー制限は推奨されるか？

推奨

● 膵性糖尿病に対する一律なカロリー制限は栄養状態の低下や低血糖を助長するリスクがあり，行わないことを推奨する．膵外分泌機能不全の治療を行い，適切なエネルギー投与下に血糖コントロールを行う必要がある．

【推奨の強さ：強（合意率 85％），エビデンスレベル：D】

解説

慢性膵炎の栄養療法においては，代償期と非代償期に分けた観点から考慮しなければならない．慢性膵炎代償期においては，腹痛発作の管理が最も重要である．これは脂質の過剰摂取や飲酒によって誘発され，経口摂取が困難になる原因となり，栄養状態の低下につながる．そのため，腹痛が存在する症例では脂肪制限（1 日量 30～35 g）や断酒が重要である[1~4]．

一方，慢性膵炎非代償期においては，腹痛が消失していることが多く，膵外分泌機能低下に伴う消化吸収障害に加えて膵内分泌障害に伴う膵性糖尿病をしばしば合併する[1,5,6]．個々の栄養状態や膵内外分泌機能の評価を行い，長期的展望に立った栄養管理が必要である．膵外分泌機能低下に伴う消化吸収障害が存在する場合には十分な膵消化酵素薬や制酸薬の投与を行う．膵性糖尿病に対する摂取カロリーについて明言した治療指針はないが，過度なカロリー制限は栄養状態の低下や低血糖のリスクを助長する可能性があり，一律なカロリー制限は行わないことが推奨される[7,8]．エネルギー投与量としては標準体重（kg）×30～35 kcal を目安に設定することが多いが，膵性糖尿病患者のエネルギー代謝は健常者より亢進している場合もあり，個別に評価する必要がある[9,10]．エネルギー摂取量を考える際は，炭水化物の摂取量も重要である．一次性糖尿病と同様に，糖質を多く含む飲料水・菓子などの摂取や炭水化物が豊富な食事の過剰摂取は急激な高血糖をきたす可能性があり，避けるべきである．炭水化物の至適摂取量について糖尿病診療ガイドラインでは，一定の目標量は個人の身体活動量やインスリン作用の良否によって異なるとしている[11]．このため，炭水化物や脂質摂取を含む食事内容については，各々の患者ごとに日々の血糖値をモニターしながら，管理栄養士などの協力を得て適切に調整することが望ましい[8,11,12]．なお，膵性糖尿病において，脂肪制限は推奨されない（CQ 4-7 参照）ことにも留意する必要がある．膵性糖尿病においては，上述の消化吸収障害に対する治療と適切なエネルギー投与を行ったうえで，血糖コントロールを行うことが重要である．

文献

1) 下瀬川　徹，伊藤鉄英，中村太一，ほか．慢性膵炎の断酒・生活指導指針．膵臓 2010; 25: 617-681（ガイドライン）
2) 菊田和宏，下瀬川　徹．慢性膵炎の治療と栄養管理のポイント．Nutrition Care 2017; 10: 120-123
3) 肱岡真之，大野彰久，加来豊馬，ほか．膵炎に対する生活指導および栄養療法の留意点．胆と膵 2019; 40: 1173-1177
4) 柳町　幸，丹藤雄介，中村光男．慢性膵炎の食事療法と栄養管理．臨床と研究 2010; 87: 1389-1393

第4章 治療

5） 中村光男．食事，消化吸収，栄養の三位一体．膵外分泌不全診療マニュアル，診断と治療社，東京，2017: p.2-6

6） 藤森　尚，末廣侑大，村上正俊，ほか．膵性糖尿病の診断と治療．胆と膵 2019; **40**: 1179-1183

7） O'Brien SJ, Omer E. Chronic Pancreatitis and Nutrition Therapy. Nutr Clin Pract 2019; **34**: S13-S26

8） Dominguez-Munoz JE, Drewes AM, Lindkvist B, et al. Recommendations from the United European Gastroenterology evidence-based guidelines for the diagnosis and therapy of chronic pancreatitis. Pancreatology 2018; **18**: 847-854（ガイドライン）

9） 清水京子．膵外分泌機能不全に対する食事療法，膵酵素補充療法とインスリンの使い方．胆と膵 2016; **37**: 157-161

10） 柳町　幸，佐藤江里，丹藤雄介，ほか．膵疾患における膵内分泌機能障害の評価と治療．膵臓 2017; **32**: 679-686

11） 日本糖尿病学会（編・著）．食事療法．糖尿病診療ガイドライン 2019，南江堂，東京，2019: p.31-55（ガイドライン）

12） Duggan SN, Ewald N, Kelleher L, et al. The nutritional management of type 3c (pancreatogenic) diabetes in chronic pancreatitis. Eur J Clin Nutr 2017; **71**: 3-8

BQ 4-13

糖尿病慢性合併症の診断と治療は膵性糖尿病でも有用か？

回答

● 通常型糖尿病と同様，膵性糖尿病においても慢性合併症を評価し，血糖コントロールを行うことが有用である．

解説

　一般に糖尿病慢性合併症は，細小血管障害と大血管障害に分類され，さらに細小血管障害には糖尿病網膜症，腎症，神経障害が含まれ，糖尿病に特有の合併症である．その発症・進展の抑制には血糖コントロールや高血圧，脂質異常症を含めた治療が重要とされる[1]．大血管障害には冠動脈疾患，脳血管障害，末梢血管障害が含まれ，危険因子として糖尿病のほか，高血圧，肥満，脂質異常症，喫煙などがあげられ，その進展予防には血糖コントロールとともにこれらの危険因子を包括的にコントロールすることが重要とされる[2]．

　慢性膵炎による糖尿病において慢性合併症の発症頻度は低いとされていたが[3]，罹患期間が長くなればなるほど高くなると報告され[4]，罹患期間を調整すると網膜症の頻度は通常の1型および2型糖尿病（以下，通常型糖尿病）と同程度かやや低く，腎症の頻度は通常型糖尿病と同程度という報告がみられる[4~6]．また，神経障害については，慢性膵炎では消化吸収障害による低栄養状態や，成因であるアルコール自体の関与により障害されうると考えられ，通常型糖尿病と同程度か[4,7]やや高いとの報告がある[8]．大血管障害について，慢性膵炎患者では非慢性膵炎患者に比べて心血管疾患[9,10]や脳血管疾患[11,12]のリスクが高いと報告されている．一方，通常型糖尿病と比べると膵性糖尿病における大血管障害の頻度は低いとされ，栄養障害により危険因子である総コレステロールやLDL-Cが低値であることが関与していると考えられる[4]．ただし，十分な膵消化酵素薬の投与により栄養状態が改善すればこの差はなくなる可能性がある．また，いったん発症した糖尿病慢性合併症の治療は，通常型糖尿病と同様の対応が必要と考えられる．したがって，膵性糖尿病でも，通常型糖尿病と同様に，糖尿病慢性合併症を早期に診断・評価し，適切に治療介入することが望ましい[13]（表1）．

表1　糖尿病合併症の診断と内科的治療（専門的治療はここでは割愛する）

合併症	診断・評価	内科的治療
網膜症	糖尿病診断時に眼科受診 定期的な眼科受診（少なくとも年1回）	血糖コントロールと血圧コントロール
腎症	定期的な尿中アルブミン測定 推定糸球体濾過量	血糖コントロールと血圧コントロール，食塩摂取制限
神経障害	自覚症状の聴取，知覚検査，アキレス腱反射，心拍変動検査などを定期的に行う	血糖コントロール，生活習慣の改善，神経障害に対する薬物療法
大血管症	丹念な問診による拾い上げ，定期的な安静時心電図，糖尿病網膜症・腎症のスクリーニング	厳格な血糖コントロール，血圧・脂質コントロール，生活習慣の改善と肥満の是正

第4章　治療

膵性糖尿病ではグルカゴン分泌不全によって低血糖発作の重症化や遷延化を生じやすく，血糖コントロールも不安定になることが多い[14,15]．本邦における疫学調査[4]でも低血糖は膵性糖尿病の死因のひとつであった．そのため，年齢や日常生活動作，認知機能，使用している糖尿病治療薬，さらにインスリン分泌能や肝予備能を含めて低血糖リスクを評価し，血糖コントロールの目標や下限を設定することにより，重症低血糖を避けることが重要と考えられる．

文献

1) 日本糖尿病学会（編・著）．糖尿病治療の目標と指針．糖尿病診療ガイドライン 2019，南江堂，東京，2019：p.21-30（ガイドライン）

2) 日本糖尿病学会（編・著）．糖尿病(性)大血管症．糖尿病診療ガイドライン 2019，南江堂，東京，2019：p.201-217（ガイドライン）

3) Sjoberg RJ, Kidd GS. Pancreatic diabetes mellitus. Diabetes Care 1989; **12**: 715-724

4) Ito T, Igarashi H, Kawabe K, et al. Epidemiological study of pancreatic diabetes in japan in 2005: a nationwide study. Pancreas 2010; **39**: 829-835（横断）

5) Couet C, Genton P, Pointel JP, et al. The prevalence of retinopathy is similar in diabetes mellitus secondary to chronic pancreatitis with or without pancreatectomy and in idiopathic diabetes mellitus. Diabetes Care 1985; **8**: 323-328（ケースコントロール）

6) Gullo L, Parenti M, Monti L, et al. Diabetic retinopathy in chronic pancreatitis. Gastroenterology 1990; **98**: 1577-1581（ケースコントロール）

7) Larsen S, Hilsted J, Philipsen EK, et al. Comparative study of microvascular complications in patients with secondary and type 1 diabetes. Diabet Med 1990; **7**: 815-818（ケースコントロール）

8) Rosa-e-Silva L, Oliveira RB, Troncon LE, et al. Autonomic nervous function in alcohol-related chronic pancreatitis. Pancreas 2000; **20**: 361-366（ケースコントロール）

9) Gullo L, Stella A, Labriola E, et al. Cardiovascular lesions in chronic pancreatitis: a prospective study. Dig Dis Sci 1982; **27**: 716-722（ケースコントロール）

10) Hsu MT, Lin CL, Chung WS. Increased risk of acute coronary syndrome in patients with chronic pancreatitis: a nationwide cohort analysis. Medicine (Baltimore) 2016; **95**: e3451（コホート）

11) Bang UC, Benfield T, Hyldstrup L, et al. Mortality, cancer, and comorbidities associated with chronic pancreatitis: a Danish nationwide matched-cohort study. Gastroenterology 2014; **146**: 989-994（コホート）

12) Wong TS, Liao KF, Lin CM, et al. Chronic pancreatitis correlates with increased risk of cerebrovascular disease: a retrospective population-based cohort study in Taiwan. Medicine (Baltimore) 2016; **95**: 1-7（コホート）

13) 五十嵐久人，伊藤鉄英，大野隆真．膵外分泌疾患に伴う糖尿病．日本臨床 別冊内分泌症候群 IV，2019：p.65-69

14) Ewald N, Hardt PD. Diagnosis and treatment of diabetes mellitus in chronic pancreatitis. World J Gastroenterol 2013; **19**: 7276-7281

15) Woodmansey C, McGovern AP, McCullough KA, et al. Incidence, demographics, and clinical characteristics of diabetes of the exocrine pancreas (type 3c): a retrospective cohort study. Diabetes Care 2017; **40**: 1486-1493（コホート）

CQ 4-11

膵性糖尿病の治療に経口血糖降下薬は推奨されるか？

推奨

● インスリン抵抗性が疑われる，またはインスリン分泌能が保たれている膵性糖尿病に対しては，経口血糖降下薬を投与することを提案する．
【推奨の強さ：弱（合意率93%），エビデンスレベル：D】

解説

　慢性膵炎に合併する膵性糖尿病は，膵 β 細胞減少によるインスリン分泌不全に起因するため，その治療としてはインスリン療法が主体となる（CQ 4-12参照）[1~4]．病態としては，さらに膵 α 細胞からのグルカゴン分泌不全も伴い，低血糖が起こりやすく遷延しやすいことや，膵消化酵素の分泌不全も伴っているため十分な膵消化酵素薬の補充が必要となるなどの特徴があり，これらを考慮したうえでの血糖コントロールが必要となる[1~4]．本邦の膵性糖尿病全国疫学調査（2005年）では，66.7%でインスリン治療をされていたと報告されている[5]．しかし，慢性膵炎に合併する糖尿病すべてが狭義の膵性糖尿病とは限らず，2型糖尿病の要素が多く含まれている症例もある．膵性糖尿病に対する経口血糖降下薬の有効性に関する十分なエビデンスはないが，インスリン抵抗性が疑われる，またはインスリン分泌能が保たれている場合，インスリン抵抗性改善薬やインスリン分泌促進系薬剤が有効な可能性がある．

　インスリン分泌能が保たれている症例では，インスリン分泌促進系薬剤であるスルホニル尿素（SU）薬，速効型インスリン分泌促進薬（グリニド薬），dipeptidyl peptidase-4（DPP-4）阻害薬による血糖改善効果が期待できる[6]．glucagon-like peptide-1（GLP-1）受容体作動薬もあるが，副作用として消化器症状があり[6,7]，現時点では膵性糖尿病に対する有用性は確立されていない．膵性糖尿病の最大の原因は慢性膵炎であり，慢性膵炎は膵癌の高リスクであることから，糖尿病治療薬と癌の関連性を考えることも重要である．最近の大規模試験やメタアナリシスによって，DPP-4阻害薬やGLP-1作動薬は膵炎や膵癌の発症リスクを増加させないことが報告されている[8~11]．

　また，膵性糖尿病においても2型糖尿病と同様にインスリン抵抗性が重要な因子であることが報告されている[12,13]．インスリン抵抗性が疑われる症例ではインスリン抵抗性改善薬であるビグアナイド薬，チアゾリジン薬が有効である可能性がある．ビグアナイド薬であるメトホルミンは，肝臓からのブドウ糖放出抑制や，末梢組織でのインスリン感受性促進作用により効果を発揮する[6]．膵癌発症リスクの低下，予後改善効果が報告されており[14]，慢性膵炎に伴う膵性糖尿病に対して第一選択になりうるとした報告[15]もある．一方，予後に差がなかったとする報告もあり[16]，現時点で推奨に値する明確なエビデンスには乏しい．

　ブドウ糖吸収遅延によって食後血糖を改善させる α グルコシダーゼ阻害薬は，毎食直前の投与が必要であり，服薬コンプライアンスの不良や腹部膨満感・下痢などの副作用に注意を要する．低血糖時にはブドウ糖などの単糖類で対処する[6]．腎臓でのブドウ糖再吸収を抑制しブドウ糖排泄を促進させる sodium-glucose cotransporter 2（SGLT2）阻害薬は，性器感染症，浸透圧利

第4章　治療

尿による急性腎障害，体液量減少関連イベントが起きやすいので注意が必要である[6]．最近のメタアナリシスでは，SGLT2阻害薬は癌全体の発症は増加させないこと[17]や急性膵炎・膵癌の発症リスクを増加させないこと[18]，などが報告されている．

▌文献▌

1) 五十嵐久人，伊藤鉄英，大野隆真．膵外分泌疾患に伴う糖尿病．日本臨床 別冊内分泌症候群 IV，2019: p.65-69
2) Kawabe K, Ito T, Igarashi, H, et al. The current managements of pancreatic diabetes in Japan. Clin J Gastroenterol 2009; **2**: 1-8
3) 柳町　幸，佐藤江里，丹藤雄介，ほか．膵疾患における膵内分泌機能障害の評価と治療．膵臓 2017; **32**: 679-686
4) 藤森　尚，末廣侑大，村上正俊，ほか．膵性糖尿病の診断と治療．胆と膵 2019; **40**: 1179-1183
5) Ito T, Igarashi H, Kawabe K, et al. Epidemiological study of pancreatic diabetes in japan in 2005: a nationwide study. Pancreas 2010; **39**: 829-835 （横断）
6) 日本糖尿病学会（編・著）．血糖降下薬による治療（インスリンを除く）．糖尿病診療ガイドライン 2019，南江堂，東京，2019: p.69-91 （ガイドライン）
7) Seino Y, Min KW, Niemoeller E, et al. Randomized, double-blind, placebo-controlled trial of the once-daily GLP-1 receptor agonist lixisenatide in Asian patients with type 2 diabetes insufficiently controlled on basal insulin with or without a sulfonylurea (GetGoal-L-Asia). Diabetes Obes Metab 2012; **14**: 910-917 （ランダム）
8) Green JB, Bethel MA, Armstrong PW, et al. Effect of sitagliptin on cardiovascular outcomes in type 2 diabetes. N Engl J Med 2015; **373**: 232-242 （ランダム）
9) Bethel MA, Patel RA, Merrill P, et al. Cardiovascular outcomes with glucagon-like peptide-1 receptor agonists in patients with type 2 diabetes: a meta-analysis. Lancet Diabetes Endocrinol 2018; **6**: 105-113 （メタ）
10) Monami M, Nreu B, Scatena A, et al. Safety issues with glucagon-like peptide-1 receptor agonists (pancreatitis, pancreatic cancer and cholelithiasis): Data from randomized controlled trials. Diabetes Obes Metab 2017; **19**: 1233-1241 （メタ）
11) Pinto LC, Falcetta MR, Rados DV, et al. Glucagon-like peptide-1 receptor agonists and pancreatic cancer: a meta-analysis with trial sequential analysis. Sci Rep 2019; **9**: 2375 （メタ）
12) Cavallini G, Vaona B, Bovo P, et al. Diabetes in chronic alcoholic pancreatitis. Role of residual beta cell function and insulin resistance. Dig Dis Sci 1993; **38**: 497-501 （ケースコントロール）
13) Niebisz-Cieslak AB, Karnafel W. Insulin sensitivity in chronic pancreatitis and features of insulin resistance syndrome. Pol Arch Med Wewn 2010; **120**: 255-263 （横断）
14) Cui Y, Andersen DK. Pancreatogenic diabetes: special considerations for management. Pancreatology 2011; **11**: 279-294
15) Hart PA, Bellin MD, Andersen DK, et al. Type 3c (pancreatogenic) diabetes mellitus secondary to chronic pancreatitis and pancreatic cancer. Lancet Gastroenterol Hepatol 2016; **1**: 226-237
16) Stevens RJ, Ali R, Bankhead CR, et al. Cancer outcomes and all-cause mortality in adults allocated to metformin: Systematic review and collaborative meta-analysis of randomised clinical trials. Diabetologia 2012; **55**: 2593-2603 （メタ）
17) Tang H, Dai Q, Shi W, et al. SGLT2 inhibitors and risk of cancer in type 2 diabetes: a systematic review and meta-analysis of randomised controlled trials. Diabetologia 2017; **60**: 1862-1872 （メタ）
18) Tang H, Yang K, Li X, et al. Pancreatic safety of sodium-glucose cotransporter 2 inhibitors in patients with type 2 diabetes mellitus: a systematic review and meta-analysis. Pharmacoepidemiol Drug Saf 2020; **29**: 161-172 （メタ）［検索期間外文献］

CQ 4-12

膵性糖尿病の治療にインスリン療法は推奨されるか？

推奨

● 膵性糖尿病において，インスリン依存状態であればインスリン療法を行うことを推奨する．

【推奨の強さ：**強**（合意率93%），エビデンスレベル：**C**】

■ 解説 ■

慢性膵炎に合併する膵性糖尿病は，膵 β 細胞減少によるインスリン分泌不全に起因するため，その治療としてはインスリン療法が主体となる[1~4]．病態としては，さらに膵 α 細胞からのグルカゴン分泌不全も伴い，低血糖が起こりやすく遷延しやすいことや，膵消化酵素の分泌不全も伴っているため十分な消化酵素の補充が必要となるなどの特徴があり，これらを考慮したうえでの血糖コントロールが必要となる[1~4]．本邦の膵性糖尿病全国疫学調査（2005年）では，66.7%でインスリン治療をされていたと報告されている[5]．糖尿病診療ガイドライン2019では，インスリン依存状態であれば糖尿病の病型を問わずインスリン療法の絶対適応としている[6]．膵性糖尿病も同様に，インスリン依存状態であればインスリン療法の適応となる．24時間尿中C-ペプチド排泄量が $20\mu g$/日以下や，グルカゴン負荷試験で ΔCPR値が1.0 mng/mL以下などがインスリン依存状態の目安となり[3,7]，インスリン治療開始の指標となる．インスリン療法開始時には，同時にそのリスクについても配慮する必要がある．強化インスリン療法により急に血糖コントロールを行った際，網膜症の増悪や神経障害の一時的な悪化を認めることがある[8]．

また，膵性糖尿病では上述のごとく低血糖が起こりやすく遷延しやすいため，低血糖出現には特に留意すべきである．膵性糖尿病では，インスリンの生理的分泌パターン（基礎分泌＋食後の追加分泌）に近いインスリン頻回注射法が，高血糖の是正のみならず低血糖の予防にも有用であると報告されている[2,9]．一方で，持続インスリン皮下注入療法（continuous subcutaneous insulin infusion：CSII）[10]や，持続血糖モニタリング（continuous glucose monitoring：CGM）機能を搭載したインスリンポンプ（sensor augmented pump療法：SAP）などの新たな投与法も登場しており，どのようなインスリン注射法が膵性糖尿病に最も適しているかは今後の検討課題である．糖尿病専門医とも適切に連携する必要がある．

インスリン療法と癌のリスクについては，これまでのところ結論は出ていない．インスリン受容体からのシグナルは，phosphatidylinositol 3（PI 3）キナーゼ/Akt経路を経て細胞増殖シグナルを活性化するため，インスリン製剤の使用によって癌リスクが上昇する可能性が考えられているが，これまでのいくつかの疫学研究ではインスリン製剤と癌リスクの関連性について一定の結果が得られなかった[6]．2012年に報告された無作為前向き研究ではインスリングラルギン使用者と非使用者との間に癌罹患・癌死の頻度に有意差は認められなかった[11]．

第4章 治療

▌文献▐

1) 五十嵐久人, 伊藤鉄英, 大野隆真. 膵外分泌疾患に伴う糖尿病. 日本臨床 別冊内分泌症候群 IV, 2019: p.65-69
2) Kawabe K, Ito T, Igarashi, H, et al. The current managements of pancreatic diabetes in Japan. Clin J Gastroenterol 2009; **2**: 1-8
3) 柳町 幸, 佐藤江里, 丹藤雄介, ほか. 膵疾患における膵内分泌機能障害の評価と治療. 膵臓 2017; **32**: 679-686
4) 藤森 尚, 末廣侑大, 村上正俊, ほか. 膵性糖尿病の診断と治療. 胆と膵 2019; **40**: 1179-1183
5) Ito T, Igarashi H, Kawabe K, et al. Epidemiological study of pancreatic diabetes in japan in 2005: a nationwide study. Pancreas 2010; **39**: 829-835 (横断)
6) 日本糖尿病学会 (編・著). インスリンによる治療. 糖尿病診療ガイドライン 2019, 南江堂, 東京, 2019: p.93-105 (ガイドライン)
7) 日本糖尿病学会 (編・著). 糖尿病に関する指標. 糖尿病治療ガイド 2018-2019, 2018: p.11-14 (ガイドライン)
8) The Diabetes Control and Complications Trial Research Group. Early worsening of diabetic retinopathy in the diabetes control and complications trial. Arch Ophthalmol 1998; **116**: 874-886 (ランダム)
9) Terzin V, Takács R, Lengyel C, et al. Improved glycemic control in pancreatic diabetes through intensive conservative insulin therapy. Pancreatology 2012; **12**: 100-103 (ケースコントロール)
10) 小林哲郎, 難波光義, 黒田暁生, ほか. 日本先進糖尿病治療研究会による CSII および CGM に関するステートメント. 糖尿病 2014; **57**: 403-415 (ガイドライン)
11) The Origin Trial Investigators. Basal insulin and cardiovascular and other outcomes in dysglycemia. N Engl J Med 2012; **367**: 319-328 (ランダム)

FRQ **4-1**

膵性糖尿病の治療に一次性糖尿病における血糖コントロール目標値は適切か？

回 答

● 膵性糖尿病は低血糖リスクが高いため，一次性糖尿病における血糖コントロール目標値は適切でなく，一次性糖尿病に比べて高めの血糖コントロール目標値を設定する．

解説

　膵性糖尿病に対しては膵外分泌機能を適切に評価することが重要であり，慢性膵炎をはじめとする多くの膵性糖尿病では膵外分泌機能が低下している[1]．十分な膵消化酵素薬を投与したうえで，血糖コントロールを行うことが重要である．膵消化酵素薬補充療法が不十分であれば，栄養状態が改善せず，見かけ上の血糖コントロールは良好となっていることがあり，注意を要する．

　一次性糖尿病，特に2型糖尿病における多くの疫学的解析から，血糖コントロールが良好なほど，細小血管症あるいは大血管症などの慢性合併症発症・進行リスクが軽減することはよく知られている[2~5]．膵性糖尿病に特化した報告は少ないが，2005年に行われた日本における膵性糖尿病の全国調査では，糖尿病網膜症の合併は一次性糖尿病の場合と比べて低く，腎症，神経症などでは差はない結果であった．また，膵性糖尿病の罹病期間が長くなるほど，大血管合併症の頻度も高くなる結果であった[6]．これらの慢性合併症は生命予後に関連するため，一次性糖尿病同様，膵性糖尿病においても適切な血糖コントロールを行うことは重要である．一方，膵性糖尿病では，高血糖と低血糖が頻回にみられ，血糖コントロールが不安定なブリットル型の糖尿病（brittle diabetes）の臨床像を呈することがあり，血糖コントロールにしばしば難渋する．イングランドからの3万人を超える成人の新規発症糖尿病の検討では，膵性糖尿病は2型糖尿病に比べて血糖コントロール不良（本研究では HbA1c 7.0％以上と定義）であり，糖尿病診断から5年後の血糖コントロールが不良であるオッズ比が1.7であった[7]．膵性糖尿病ではグルカゴン分泌不全によって低血糖発作の重症化や遷延化を生じやすく，前述の本邦における疫学調査[6]でも低血糖は膵性糖尿病の死因のひとつであったことから，重症低血糖に十分注意する必要がある．また血糖コントロールの急激な是正あるいは厳格過ぎる血糖コントロールにより，細小血管症や死亡率が増加するとの報告もある[2,8,9]．以上から，膵性糖尿病の血糖コントロールにおいては，合併症予防と低血糖回避の両者へバランスよく配慮する必要がある．

　膵性糖尿病に特化した具体的な血糖コントロール目標値に関してエビデンスレベルの高い報告はない．血糖コントロールの目標値は症例ごとに検討する必要があるが，膵性糖尿病においては頻回な低血糖を回避することが特に重要である．「糖尿病診療ガイドライン2019」において，糖尿病治療の目標は，高血糖に起因する代謝異常を改善することに加え，糖尿病に起こりやすい併発症を防ぎ，健康人と変わらない生活の質と寿命を保つことにある，とされている．具体的な血糖コントロールとして，血糖正常化を目指す際の目標として HbA1c 6.0％未満があげられ

たが，糖尿病合併症予防の観点からは HbA1c 7.0％未満，低血糖などの副作用やその他の理由で治療の強化が難しい場合には HbA1c 8.0％未満が目標値としてあげられた[2]．米国糖尿病学会の提言でも，重篤な低血糖の既往がある症例，インスリンを含む適切な治療薬を用いても血糖コントロールの目標達成が難しい症例，などには HbA1c 8.0％未満と緩やかなコントロールが推奨されている[10]．低血糖を起こしやすい膵性糖尿病，特に血糖値の上下が激しい症例は上記の状況にあてはまると考えられる．膵性糖尿病の病態や低血糖リスクを総合的に考慮して，膵性糖尿病の血糖コントロール目標値は一次性糖尿病に比べ高めに設定することを提案する．HbA1c 7.5％はひとつの指標となりうるが，具体的な血糖コントロール目標値に関しては更なる検討が必要である．

█ 文献 █

1) Wynne K, Devereaux B, Dornhorst A. Diabetes of the exocrine pancreas. J Gastroenterol Hepatol 2019; **34**: 346-354

2) 日本糖尿病学会（編・著）．糖尿病治療の目標と指針．糖尿病診療ガイドライン 2019，南江堂，東京，2019: p.21-30（ガイドライン）

3) Ohkubo Y, Kishikawa H, Araki E, et al. Intensive insulin therapy prevents the progression of diabetic microvascular complications in Japanese patients with non-insulin-dependent diabetes mellitus: a randomized prospective 6-year study. Diabetes Res Clin Pract 1995; **28**: 103-117（ランダム）

4) Zoungas S, Arima H, Gerstein HC, et al. Effects of intensive glucose control on microvascular outcomes in patients with type 2 diabetes: a meta-analysis of individual participant data from randomised controlled trials. Lancet Diabetes Endocrinol 2017; **5**: 431-437（メタ）

5) United Kingdom Prospective Diabetes Study (UKPDS) Group. Intensive blood-glucose control with sulphonylureas or insulin compared with conventional treatment and risk of complications in patients with type 2 diabetes (UKPDS 33). Lancet 1998; **352**: 837-853（ランダム）

6) Ito T, Igarashi H, Kawabe K, et al. Epidemiological study of pancreatic diabetes in japan in 2005: a nationwide study. Pancreas 2010; **39**: 829-835（横断）

7) Woodmansey C, McGovern AP, McCullough KA, et al. Incidence, demographics, and clinical characteristics of diabetes of the exocrine pancreas (Type 3c): a retrospective cohort study. Diabetes Care 2017; **40**: 1486-1493（コホート）

8) Gerstein HC, Miller ME, Byington RP, et al; Action to Control Cardiovascular Risk in Diabetes Study Group. Effects of intensive glucose lowering in type 2 diabetes. N Engl J Med 2008; **358**: 2545-2559（ランダム）

9) Davis TM, Chubb SA, Bruce DG, et al. Metabolic memory and all-cause death in community-based patients with type 2 diabetes: the Fremantle Diabetes Study. Diabetes Obes Metab 2016; **18**: 598-606（コホート）

10) Association, American Diabetes. 6. Glycemic targets: Standards of Medical Care in Diabetes—2019. Diabetes Care 2019; **42** (Suppl 1): S61-S70（ガイドライン）

BQ 4-14

慢性膵炎に合併した仮性動脈瘤・hemosuccus pancreaticus に IVR（interventional radiology）は有用か？

回答

● 慢性膵炎に合併した仮性動脈瘤・hemosuccus pancreaticus に IVR（interventional radiology）は有用である.

解説

主膵管を介する十二指腸乳頭部からの出血は 1931 年に Lower と Farrell によりはじめて報告され, 1970 年 Sandblom が hemosuccus pancreaticus と命名した[1]. hemosuccus pancreaticus は現在まで症例報告, ケースシリーズとして約 200 例の報告があるのみで, 治療法に関する前向き研究はない[2~15]. hemosuccus pancreaticus の原因としては膵病変（慢性膵炎, 急性膵炎, 膵 AVM［arteriovenous malformation］, MCN などの膵腫瘍）に起因する例が 60~90% で, 膵外病変（腹腔内動脈瘤など）に起因する例は少ない[2~7, 16, 17]. 膵病変のなかでも慢性膵炎に合併する割合が 75~90% と最も高く[2, 3, 16, 17], 慢性膵炎の約 10% に仮性動脈瘤が合併し, そのうち破裂する例は 2~10%, 仮性動脈瘤の約半数は脾動脈に生じ, 胃十二指腸動脈, 膵十二指腸動脈がそれに次ぐ[4~6, 16, 17]. 腹痛を伴う間欠的な消化管出血がみられることが典型的であるが, 大量出血に伴う出血性ショックで発症する例もある. 上部消化管内視鏡により乳頭部からの出血を確認することが診断上重要であるが, 実際に確認される例は半数以下である. 診断には腹部 CT 検査, 上部消化管内視鏡検査, 腹部血管造影検査が行われ, MRI 検査, ドプラ超音波検査の有用性も報告されている[8, 9, 15~17].

治療としては血管内治療（IVR）が第一選択で gold standard である[15~17]. 手技としてはコイルや止血剤を用いた塞栓術もしくは動脈内ステント留置[10, 18] が行われ, 超音波ガイド下経皮的動脈瘤穿刺塞栓術[11, 12] の報告もある. 2000 年以降に英語論文として発表された 5 例以上のケースシリーズは 5 本あり, hemosuccus pancreaticus 症例が合計 110 例報告されている（症例全体の死亡率 6.4%）[3, 6, 13~15]. 男女比 8：2, 平均年齢 44.9 歳, 93% に慢性膵炎があり, 41% に膵仮性嚢胞がみられた. 89% に仮性動脈瘤が確認（脾動脈 45%, 胃十二指腸動脈もしくは膵十二指腸動脈 33%, その他 22%）され, 第一選択として IVR が施行された症例が 78%, 奏効率が 74%. IVR の非奏効例, 緊急症例など合計 36% に外科手術が実施され, 75% の症例で膵体尾部切除術をはじめとした膵切除術が行われた. 外科手術の奏効率は 70~85%, 死亡率は 10~50% と報告されている[16]. 年代が新しくなるほど治療成績は改善傾向にある.

文献

1) Sandblom P. Gastrointestinal hemorrhage through the pancreatic duct. Ann Surg 1970; **171**: 61-66（ケースシリーズ）

2) Kuzuya A, Mizuno K, Miyake H, et al. Hemosuccus pancreaticus caused by rupture of a true splenic artery aneurysm following a failure of coil embolization. Ann Vasc Surg 2006; **20**: 130-133（ケースシリーズ）

3) Etienne S, Pessaux P, Tuech JJ, et al. Hemosuccus pancreaticus: a rare cause of gastrointestinal bleeding.

第4章 治療

Gastroenterol Clin Biol 2005; **29**: 237-242 (ケースシリーズ)

4) Sugiki T, Hatori T, Imaizumi T, et al. Two cases of hemosuccus pancreaticus in which hemostasis was achieved by transcatheter arterial embolization. J Hepato-Biliary-Pancreatic Surg 2003; **10**: 450-454 (ケースシリーズ)

5) Kapoor S, Rao P, Pal S, et al. Hemosuccus pancreaticus: an uncommon cause of gastrointestinal hemorrhage: a case report. JOP 2004; **5**: 373-376 (ケースシリーズ)

6) Sakorafas GH, Sarr MG, Farley DR, et al. Hemosuccus pancreaticus complicating chronic pancreatitis: an obscure cause of upper gastrointestinal bleeding. Langenbecks Arch Surg 2000; **385**: 124-128 (ケースシリーズ)

7) Massani M, Bridda A, Caratozzolo E, et al. Hemosuccus pancreaticus due to primary splenic artery aneurysm: a diagnostic and therapeutic challenge. JOP 2009; **10**: 48-52 (ケースシリーズ)

8) Toyoki Y, Hakamada K, Narumi S, et al. Hemosuccus pancreaticus: problems and pitfalls in diagnosis and treatment. World J Gastroenterol 2008; **14**: 2776-2779 (ケースシリーズ)

9) Miki S, Mori K, Masanari S, et al. Hemosuccus pancreaticus in a patient with iodine allergy: successful diagnosis with magnetic resonance imaging and treatment with transarterial embolization using carbon dioxide as the contrast medium. Cardiovasc Intervent Radiol 2009; **32**: 1296-1299 (ケースシリーズ)

10) Benz CA, Jakob P, Jakobs R, et al. Hemosuccus pancreaticus: a rare cause of gastrointestinal bleeding: diagnosis and interventional radiological therapy. Endoscopy 2000; **32**: 428-431 (ケースシリーズ)

11) Santiagu S, Gananadha S, Harrington TJ, et al. Direct percutaneous puncture embolization of a peripancreatic pseudoaneurysm presenting with haemosuccus pancreaticus. J Med Imaging Radiat Oncol 2008; **52**: 370-373 (ケースシリーズ)

12) Will U, Mueller AK, Grote R, et al. "Hemosuccus pancreaticus": primarily ultrasound-guided successful intervention using transcutaneous fibrin glue application and histoacryl injection. Ultraschall Med 2008; **29** (Suppl 5): 260-263 (ケースシリーズ)

13) Lermite E, Regenet N, Tuech JJ, et al. Diagnosis and treatment of hemosuccus pancreaticus: development of endovascular management. Pancreas 2007; **34**: 229-232 (ケースシリーズ)

14) Udd M, Leppaniemi AK, Bidel S, et al. Treatment of bleeding pseudoaneurysms in patients with chronic pancreatitis. World J Surg 2007; **31**: 504-510 (ケースシリーズ)

15) Rammohan A, Palaniappan R, Ramaswami S, et al. Hemosuccus pancreaticus: 15-year experience from a tertiary care GI bleed centre. ISRN Radiol 2013; **2013**: 191794 (ケースシリーズ)

16) Han B, Song ZF, Sun B. Hemosuccus pancreaticus: a rare cause of gastrointestinal bleeding. Hepatobiliary Pancreat Dis Int 2012; **11**: 479-488 (ケースシリーズ)

17) Yu P, Gong J. Hemosuccus pancreaticus: a mini-review. Ann Med Surg (Lond) 2018; **28**: 45-48 (ケースシリーズ)

18) Zabicki B, Limphaibool N, Holstad MJV, et al. Endovascular management of pancreatitis-related pseudoaneurysms: a review of techniques. PLoS One 2018; **13**: e0191998 (ケースシリーズ)

CQ 4-13 (7) 合併症の治療

慢性膵炎に伴う仮性囊胞にドレナージ治療は推奨されるか？

推奨

● 有症状の仮性囊胞に対して内視鏡的ドレナージ術を第一選択として行うことを推奨する．

【推奨の強さ：**強**（合意率 71％），エビデンスレベル：**C**】

解説

　慢性膵炎の経過中に約3分の1の患者に仮性囊胞が発生する（図1a）が，治療にあたってはまず腫瘍性囊胞との鑑別が必要である．囊胞の自然消失の頻度は高くはないが（0～27％），4cm未満のものや膵内に限局するものは自然消失する可能性があるため，無症状の場合には経過観察も可能である[1,2]．有症状の場合には囊胞径に関係なく，ドレナージ治療の対象となる．

　ドレナージ法としては内視鏡的（超音波内視鏡下，経乳頭的），経皮的，手術的（開腹，腹腔鏡）と様々なアプローチ法が選択されうるが，内視鏡的ドレナージ術（図1b）を第一選択とし，内視鏡的治療困難例に外科的治療が行われる[1]．経皮的ドレナージ術は外瘻術であり，治療期間が長くなることから，全身状態の悪い患者に対する緊急避難的な処置としての意味合いが強い[1,3]．

　内視鏡的治療と外科的治療のメタアナリシス（5論文，255例）[4]では，1回の治療介入での治療成功率は外科的治療が高いものの（オッズ比 0.43，95％CI 0.20～0.95），治療関連合併症率（オッズ比 1.63，95％CI 0.71～3.73），仮性囊胞再発率に差はなく（オッズ比 1.53，95％CI 0.37～6.39），内視鏡的治療で入院期間が短く，コストも低かった．超音波内視鏡下ドレナージの際には逸脱・迷入予防のためにダブルピッグテール型プラスチックステントの留置を行い，6週間以上経過したのちに抜去する[1]．ステントの本数やサイズ（太さ）で効果に変わりはないとする報告もあるが[5]，状況に応じて対応する．金属ステントはコスト面からも第一選択としては勧められていない[6,7]．内視鏡的経乳頭的ドレナージ術は膵頭部領域の主膵管と交通のある比較的小さな

第4章　治療

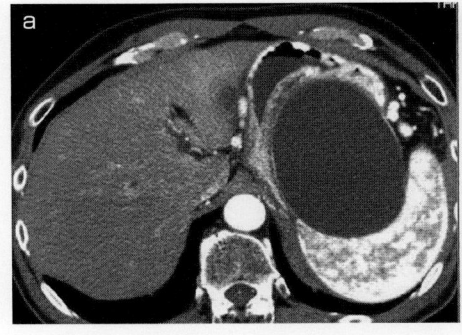
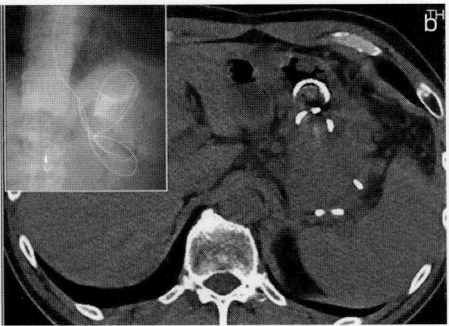

図1　膵仮性囊胞に対する内視鏡的ドレナージ術
a：膵仮性囊胞形成
b：超音波内視鏡下ドレナージ後

5 cm 未満の嚢胞に効果がある場合があるが，ほとんどは超音波内視鏡下ドレナージ術で対応可能であり，経乳頭的ドレナージ術の付加効果はないと報告されている[8,9].

外科的ドレナージ術では腹腔鏡下手術が開腹手術より低侵襲で合併症率低減や入院期間短縮に寄与する可能性があるが，まだ効果は定まっていない[10]. また，腹腔鏡下仮性嚢胞ドレナージ術は現在本邦では保険収載されていないため，実施にあたっては倫理委員会の承認のもとに臨床研究（自費診療）として行うか，当該保険局との合議のうえ保険診療として行う.

▌文献▌

1) Dumonceau JM, Delhaye M, Tringali A, et al. Endoscopic treatment of chronic pancreatitis: European Society of Gastrointestinal Endoscopy (ESGE) Guideline - Updated August 2018. Endoscopy 2019; **51**: 179-193 （ガイドライン）

2) Andrén-Sandberg A, Dervenis C. Pancreatic pseudocysts in the 21st century. Part II: natural history. JOP 2004; **5**: 64-70 （メタ）

3) Khan MA, Hammad T, Khan Z, et al. Endoscopic versus percutaneous management for symptomatic pancreatic fluid collections: a systematic review and meta-analysis. Endosc Int Open 2018; **6**: E474-E483 （メタ）

4) Zhao X, Feng T, Ji W. Endoscopic versus surgical treatment for pancreatic pseudocyst. Dig Endosc 2016; **28**: 83-91 （メタ）

5) Bang JY, Wilcox CM, Trevino JM, et al. Relationship between stent characteristics and treatment outcomes in endoscopic transmural drainage of uncomplicated pancreatic pseudocysts. Surg Endosc 2014; **28**: 2877-2883 （コホート）

6) Bang JY, Hawes R, Bartolucci A, et al. Efficacy of metal and plastic stents for transmural drainage of pancreatic fluid collections: a systematic review. Dig Endosc 2015; **27**: 486-498 （メタ）

7) Chen YI, Khashab MA, Adam V, et al. Plastic stents are more cost-effective than lumen-apposing metal stents in management of pancreatic pseudocysts. Endosc Int Open 2018; **6**: E780-E788 （メタ）

8) Barthet M, Lamblin G, Gasmi M, et al. Clinical usefulness of a treatment algorithm for pancreatic pseudocysts. Gastrointest Endosc 2008; **67**: 245-252 （コホート）

9) Amin S, Yang DJ, Lucas AL, et al. There is no advantage to transpapillary pancreatic duct stenting for the transmural endoscopic drainage of pancreatic fluid collections: a meta-analysis. Clin Endosc 2017; **50**: 388-394 （メタ）

10) Garg PK, Meena D, Babu D, et al. Endoscopic versus laparoscopic drainage of pseudocyst and walled-off necrosis following acute pancreatitis: a randomized trial. Surg Endosc 2020; **34**: 1157-1166 （ランダム）［検索期間外文献］

CQ 4-14

IPF（internal pancreatic fistula，膵性胸腹水など）に膵管ステントは推奨されるか？

推 奨

● IPF（internal pancreatic fistula，膵性胸腹水など）に膵管ステントは，第一選択の治療として行うことを提案する．

【推奨の強さ：**弱**（合意率 93%），エビデンスレベル：**C**】

解説

　IPF（internal pancreatic fistula）は 1976 年 Cameron により提唱された，主に慢性膵炎に合併する膵性腹水（図 1）・膵性胸水・縦隔内仮性囊胞・心囊内仮性囊胞・膵管気管支瘻の総称で，慢性もしくは急性の炎症による膵管の狭窄・途絶（pancreatic duct disruption, disconnected pancreatic duct syndrome：PDPS）を背景に，膵管が破綻することにより生じる[1~4]．多くは仮性囊胞を介して体液と交通するが，10% 程度の症例では直接膵管との交通がみられる[3]．しかし，ERCP で診断される例は 50% 程度と低率である[5]．成因としてはアルコール性慢性膵炎が圧倒的多数を占め，報告例の 80% 以上が男性で，腹痛など痛みを訴える頻度は 2 割程度と少ない[6]．

　IPF 治療についての前向き研究はない．2000 年以前には，禁食，胃管挿入，中心静脈栄養法，薬物療法（ソマトスタチン，酢酸オクトレオチドなど），体液ドレナージを組み合わせた保存的治療が IPF の初期治療とされたが，その奏効率は 17~50% と低率である[7~10]．1993 年 Kozarek が pancreatic duct disruption のある膵性腹水 4 症例に対して内視鏡的膵管ステント挿入（図 2，図 3）を行い，全例の軽快と 12 ヵ月の無再発を報告した[11]．1975~2000 年のケースリポート，

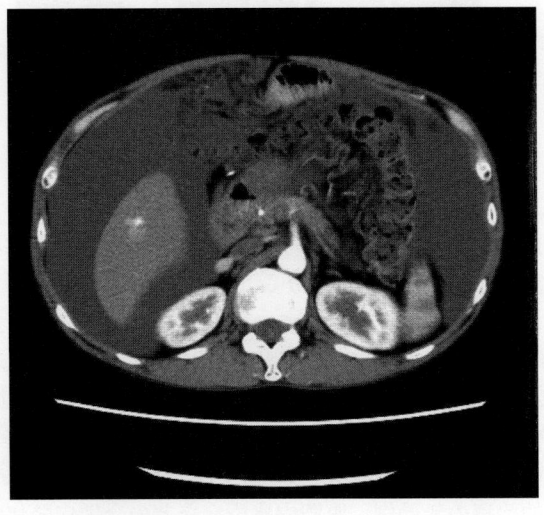

図 1　膵性腹水

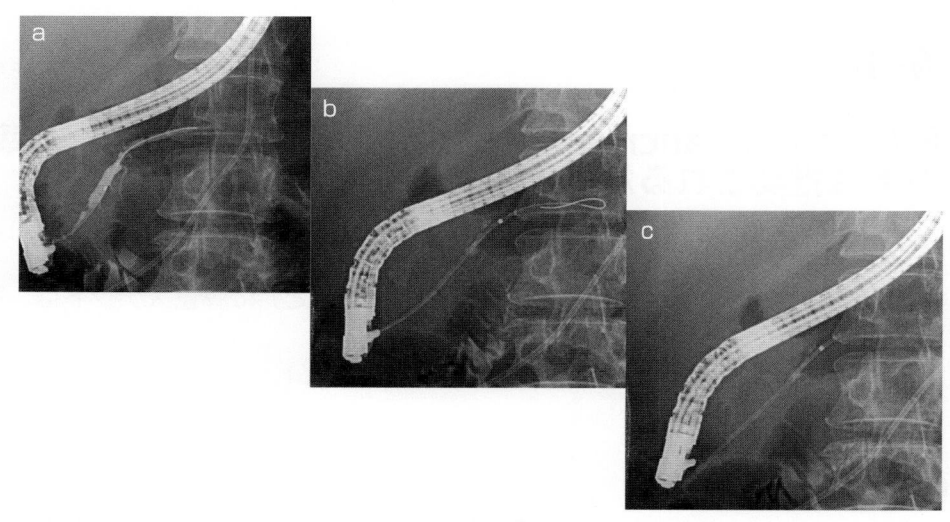

図2 IPF（膵性腹水）症例に対する内視鏡的膵管ステント挿入

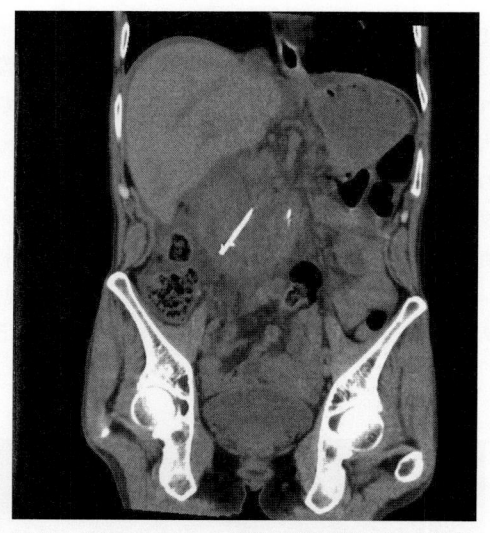

図3 膵管ステント挿入後膵性腹水の改善
がみられた

ケースシリーズ 139 例のシステマティックレビューでは，多変量解析で外科的治療と膵管ステ
ントは治療効果を認めたが，ソマトスタチン（酢酸オクトレオチド）は有意な治療効果を認めな
かった [12]．2000 年以降，IPF 治療についてアルゴリズムが提案され，内視鏡的膵管ステント挿
入（±従来の保存的治療）し，3〜6 週間経過観察後の非奏効例に対し外科手術を行うことが推奨
されている [13〜15]．2006 年以降 IPF に対し第一選択治療として内視鏡的膵管ステント挿入する 5
例以上のケースシリーズは 6 報あり，その奏効率は 84.4％，合併症率 13.0％，死亡率 0％であっ
た [5, 13, 14, 16〜18]．膵管の途絶・狭窄部を越えてステントを挿入することで，治療成績が向上する．内
視鏡的治療，保存的治療の無効例，腹腔内感染症などの合併症発症例に対して外科手術が行わ

れる．術式は内瘻術（膵管空腸吻合術，囊胞消化管吻合術など）が主に行われ，10〜50％の症例で膵切除術が施行される[10,19]．術式の選択は，①可能な限り内瘻術（膵管空腸吻合，囊胞消化管吻合など）を行う，②膵切除は必要例に対して最小限行う，③膵管破綻部への処置は行わない，ことが推奨されている[20]．2000年以前の外科的治療ケースシリーズでは，再発率，死亡率とも10％を超えているが[7,21]，2000年以降のケースシリーズではそれぞれの頻度は5％以下と改善している[10,19]．

■ 文献 ■

1) Cameron JL. Chronic pancreatic ascites and pancreatic pleural effusions. Gastroenterology 1978; **74**: 134-140（ケースシリーズ）

2) Cameron JL, Kieffer RS, Anderson WJ, et al. Internal pancreatic fistulas: pancreatic ascites and pleural effusions. Ann Surg 1979; **184**: 587-593（ケースシリーズ）

3) Varadarajulu S, Rana SS, Bhasin DK. Endoscopic therapy for pancreatic duct leaks and disruptions. Gastrointest Endosc Clin N Am 2013; **23**: 863-892（ケースシリーズ）

4) Larsen M, Kozarek R. Management of pancreatic ductal leaks and fistulae. J Gastroenterol Hepatol 2014; **29**: 1360-1370（レビュー）

5) Khan AZ, Ching R, Morris-Stiff G, et al. Pleuropancreatic fistulae: specialist center management. J Gastrointest Surg 2009; **13**: 354-358（ケースシリーズ）

6) Uchiyama T, Suzuki T, Adachi A, et al. Pancreatic pleural effusion: case report and review of 113 cases in Japan. Am J Gastroenterol 1992; **87**: 387-391（ケースシリーズ）

7) Rocky DC, Cello JP. Pancreaticopleural fistula: report of 7 patients and review of the literature. Medicine (Baltimore) 1990; **69**: 332-344（ケースシリーズ）

8) Lipsett PA, Cameron JL. Internal pancreatic fistulae. Am J Surg 1992; **163**: 216-220（ケースシリーズ）

9) Parekh D, Segal I. Pancreatic ascites and effusion: risk factors for failure of conservative therapy and the role of octreotide. Arch Surg 1992; **127**: 707-712（ケースシリーズ）

10) Olakowski M, Mieczkowska-Palacz H, Olakowska E, et al. Surgical management of pancreaticopleural fistulas. Acta Chir Belg 2009; **109**: 735-740（ケースシリーズ）

11) Kozarek RA, Jiranek GC, Traverso LW. Endoscopic treatment of pancreatic ascites. Am J Surg 1994; **168**: 223-226（ケースシリーズ）

12) Gómez-Cerezo J, Barbado Cano A, Suárez I, et al. Pancreatic ascites: study of therapeutic options by analysis of case reports and case series between the years 1975 and 2000. Am J Gastroenterol 2003; **98**: 568-577（メタ）

13) O'Toole D, Vullierme MP, Ponsot P, et al. Diagnosis and management of pancreatic fistulae resulting in pancreatic ascites or pleural effusions in the era of helical CT and magnetic resonance imaging. Gastroenterol Clin Biol 2007; **31**: 686-693（ケースシリーズ）

14) Kurumboor P, Varma D, Rajan M, et al. Outcome of pancreatic ascites in patients with tropical calcific pancreatitis managed using a uniform treatment protocol. Indian J Gastroenterol 2009; **28**: 102-106（ケースシリーズ）

15) Chebli JM, Gaburri PD, de Souza AF, et al. Internal pancreatic fistulas: proposal of a management algorithm based on a case series analysis. J Clin Gastroenterol 2004; **38**: 795-800（ケースシリーズ）

16) Bhasin DK, Rana SS, Siyad I, et al. Endoscopic transpapillary nasopancreatic drainage alone to treat pancreatic ascites and pleural effusion. J Gastroenterol Hepatol 2006; **21**: 1059-1064（ケースシリーズ）

17) Pai CG, Suvarna D, Bhat G. Endoscopic treatment as first-line therapy for pancreatic ascites and pleural effusion. J Gastroenterol Hepatol 2009; **24**: 1198-1202（ケースシリーズ）

18) Tanaka T, Kuroki T, Kitasato A, et al. Endoscopic transpapillary pancreatic stenting for internal pancreatic fistula with the disruption of the pancreatic ductal system. Pancreatology 2013; **13**: 621-624（ケースシリーズ）

19) Tajima Y, Tsutsumi R, Kuroki T, et al. Evaluation and management of thoracopancreatic fistula. Surgery 2006; **140**: 773-778（ケースシリーズ）

20) Ohge H, Yokoyama T, Kodama T, et al. Surgical approaches for pancreatic ascites: report of three cases. Surg Today 1999; **29**: 458-461（ケースシリーズ）

21) Pottmeyer III EW, Frey CF, Matsuno S. Pancreaticopleural fistulas. Arch Surg 1987; **122**: 648-654（ケースシリーズ）

第4章　治療

慢性膵炎に合併した胆道狭窄に胆管ステントは推奨されるか？

推奨

● 慢性膵炎に合併した胆道狭窄にプラスチックステント複数挿入もしくは FCSEMS（full covered self-expandable metallic stent）を挿入することを提案する．

【推奨の強さ：**弱**（合意率 100%），エビデンスレベル：**B**】

解説

慢性膵炎では症状のある胆管狭窄・胆管閉塞が 10〜30% にみられる[1,2]．無症候性胆管狭窄は治療の対象にならないが，胆管炎・閉塞性黄疸症例，悪性疾患との鑑別困難症例などは治療の対象になる．慢性膵炎による胆管狭窄は放置すると約 7% に secondary biliary cirrhosis が生じるとされている[3,4]．

慢性膵炎に伴う胆道狭窄治療の第一選択は胆道ステント挿入で，その方法にはプラスチックステント単数，プラスチックステント複数，covered SEMS（self-expandable metallic stent），uncovered SEMS の 4 種類がある．2012 年 ESGE（European Society of Gastrointestinal Endoscopy）が作成したガイドラインでは，プラスチックステント単独の治療成績は十分ではなく，プラスチックステント複数挿入を第一選択の治療として推奨した[1]．uncovered SEMS は合併症率が高く[1]，抜去困難であるため，現在では良性狭窄には使用されない．また，従来は長期成績が不明とされた covered SEMS について，Devière らは 11 ヵ国 13 施設 187 症例の FCSEMS（full covered SEMS）の前向き臨床試験で，再狭窄率 14.8%（平均観察期間：20.3 ヵ月）と良好な成績を報告した[5]．その後，Siiki らによるプラスチックステント複数挿入とのメタアナリシス[6]，Haapamäki らによる RCT[7] の結果を踏まえて，2017 年発表された Asia-Pacific consensus guideline[8] では治療成績に差がなく（2 年開存率，covered SEMS：92%，プラスチックステント：90%），長期合併症が少ないことから FCSEMS 挿入を第一選択として推奨している．同年改訂された ESGE ガイドラインでは，プラスチックステント複数挿入と FCSEMS を同列に推奨する変更がなされた[9]．2017 年 Khan らのメタアナリシスでも covered SEMS の非劣性が示され[10]，同年の Huszar らの長期成績についてのメタアナリシスでも両者は差がないとされた[11]．プラスチックステント複数挿入，FCSEMS 挿入は，いずれも難易度の高い手技であり，緊急時，短期に限ればプラスチックステント単数挿入することも許容される．胆管ステント挿入の短期合併症として急性膵炎，穿孔，出血などが，長期合併症として胆管炎，ステント閉塞，ステント逸脱・迷入などがあり，FCSEMS で短期合併症 13%，長期合併症 4.6%，プラスチックステント複数挿入で短期合併症 14%，長期合併症 14% と報告されている[6]．胆管ステントの治療期間は 2 年以内が適切で，非奏効例，定期的 ERCP 実施が困難な治療コンプライアンスの低い症例などには外科手術（胆管空腸吻合術，胆管十二指腸吻合術）の適応がある[2]．2000 年代の成績であるが，奏効率は 73〜90% と報告されている[12〜14]．

文献

1) Dumonceau JM, Tringali A, Blero D, et al. Biliary stenting: indications, choice of stents and results: European Society of Gastrointestinal Endoscopy (ESGE) clinical guideline. Endoscopy 2012; **44**: 277-289（ガイドライン）

2) Deviere J. Benign Biliary Strictures and Leaks. Gastrointest Endosc Clin N Am 2015; **25**: 713-723（ケースシリーズ）

3) Delhaye M, Matos C, Deviere J. Endoscopic management of chronic pancreatitis. Gastrointest Endosc Clin N Am 2003; **13**: 717-742（ケースシリーズ）

4) Ng C, Huibregtse K. The role of endoscopic therapy in chronic pancreatitis-induced common bile duct strictures. Gastrointest Endosc Clin N Am 1998; **8**: 181-193（ケースシリーズ）

5) Devière J, Nageshwar Reddy D, Püspök A, et al. Successful management of benign biliary strictures with fully covered self-expanding metal stents. Gastroenterology 2014; **147**: 385-395（非ランダム）

6) Siiki A, Helminen M, Sand J, et al. Covered self-expanding metal stents may be preferable to plastic stents in the treatment of chronic pancreatitis-related biliary strictures: a systematic review comparing 2 methods of stent therapy in benign biliary strictures. J Clin Gastroenterol 2014; **48**: 635-643（メタ）

7) Haapamäki C, Kylänpää L, Udd M, et al. Randomized multicenter study of multiple plastic stents vs. covered self-expandable metallic stent in the treatment of biliary stricture in chronic pancreatitis. Endoscopy 2015; **47**: 605-610（ランダム）

8) Hu B, Sun B, Cai Q, et al. Asia-Pacific consensus guidelines for endoscopic management of benign biliary strictures. Gastrointest Endosc 2017; **86**: 44-58（ガイドライン）

9) Duomnceau JM, Tringali A, Papanikolaou IS, et al. Endoscopic biliary stenting: indications, choice of stents, and results: European Society of Gastrointestinal Endoscopy (ESGE) Clinical Guideline – Updated October 2017. Endoscopy 2018; **50**: 910-930（ガイドライン）

10) Khan MA, Baron TH, Kamal F, et al. Efficacy of self-expandable metal stents in management of benign biliary strictures and comparison with multiple plastic stents: a meta-analysis. Endoscopy 2017; **49**: 682-694（メタ）

11) Huszar O, Kokas B, Matrai P, et al. Meta-analysis of the long term success rate of different interventions in benign biliary strictures. PLoS One 2017; **12**: e0169618（メタ）

12) Farnbacher MJ, Rabenstein T, Ell C, et al. Is endoscopic drainage of common bile duct stenoses in chronic pancreatitis up-to-date? Am J Gastroenterol 2000; **95**: 1466-1471（ケースシリーズ）

13) Vitale GC, Reed DN Jr, Nguyen CT, et al. Endoscopic treatment of distal bile duct stricture from chronic pancreatitis. Surg Endosc 2000; **14**: 227-231（ケースシリーズ）

14) Enya M, Yasuda I, Mukai T, et al. Endoscopic treatment for benign biliary strictures: can placement of a coverd metallic stent be an option in refractory cases? Dig Endosc 2004; **16**: 12-20（ケースシリーズ）

第4章 治療

慢性膵炎に伴うサルコペニアの治療はどのように行うべきか？

回答

● 慢性膵炎に対するサルコペニアの治療には，膵消化酵素薬補充療法を含む栄養療法が有用である．

解説

慢性膵炎患者の平均 BMI は健常人に比して低く，特に飲酒・喫煙者では BMI は低値であるといわれる[1]．ただし，慢性膵炎の男性の 53.3％，女性の 41.2％が BMI≧25 kg/m² の過剰体重であるとの報告があり[2]，ESPEN ガイドライン（2020 年）では，BMI のみで慢性膵炎の栄養評価をするとサルコペニアを拾い上げることができないとしている[3]．

海外の 265 名の慢性膵炎患者を対象とした後ろ向き多施設共同研究では 5 人に 1 人がサルコペニアであったと報告されている[4]．膵外分泌機能不全はサルコペニアの独立した影響因子であるとの報告がある[5,6]．慢性膵炎のサルコペニアは，入院リスク（オッズ比 2.2，95％CI 0.9～5.0，$p=0.07$）や死亡リスク（ハザード比 6.7，95％CI 1.8～25.0，$p=0.005$）の有意な増加につながるとされている[5]．急性膵炎初回発作から再発性急性膵炎，さらに慢性膵炎に移行するに従って，腸腰筋サイズが低下し，その低下は高レプチン血症と関連するとの報告がある[7]．サルコペニアの指標である握力低下や上腕三頭筋皮下脂肪厚の低下は男性の慢性膵炎患者により顕著にみられると報告されている[2]．

慢性膵炎に伴うサルコペニアに対する治療方法を検討したエビデンスレベルの高い報告はみられないが，慢性膵炎の膵外分泌機能不全に対する適切な膵消化酵素薬補充療法を含む栄養療法が有用であると推定される[8]．現在，わが国で慢性膵炎患者のサルコペニアに対する運動療法の効果を調査するランダム化比較試験が立案されている[9]．慢性膵炎患者を対象とはしていないが，喫煙がサルコペニアの独立した影響因子であるが[10]，飲酒は影響因子ではない[11]というメタアナリシスが報告されている．慢性膵炎に伴うサルコペニアの治療に禁煙や運動が有用かどうかは今後の課題である．

文献

1) Fernandez M, Arvanitakis M, Musala C, et al. The Belgian national registry on chronic pancreatitis: a prospective multi-centre study covering more than 800 patients in one year. Pancreatology 2017; **17**: 572-579（横断）

2) Duggan SN, Smyth ND, O'Sullivan M, et al. The prevalence of malnutrition and fat-soluble vitamin deficiencies in chronic pancreatitis. Nutr Clin Pract 2014; **29**: 348-354（コホート）

3) Arvanitakis M, Ockenga J, Bezmarevic M, et al. ESPEN guideline on clinical nutrition in acute and chronic pancreatitis. Clin Nutr 2020; **39**: 612-631（ガイドライン）

4) Ozola-Zalite I, Frokjaer JB, Mark EB, et al. A Clinical Feasible Method for Computed Tomography-Based Assessment of Sarcopenia in Patients With Chronic Pancreatitis. Pancreas 2019; **48**: 1354-1359（横断）

5) Olesen SS, Buyukuslu A, Kohler M, et al. Sarcopenia associates with increased hospitalization rates and reduced survival in patients with chronic pancreatitis. Pancreatology 2019; **19**: 245-251（コホート）

6) Shintakuya R, Uemura K, Murakami Y, et al. Sarcopenia is closely associated with pancreatic exocrine insufficiency in patients with pancreatic disease. Pancreatology 2017; **17**: 70-75（コホート）

7） Modesto AE, Stuart CE, Cho J, et al. Psoas muscle size as a magnetic resonance imaging biomarker of progression of pancreatitis. Eur Radiol 2020; **30**: 2902-2911（ケースコントロール）

8） Dominguez-Muñoz JE. Management of pancreatic exocrine insufficiency. Curr Opin Gastroenterol 2019; **35**: 455-459

9） Yoh K, Nishikawa H, Enomoto H, et al. Clinical influence of exercise therapy on sarcopenia in patients with chronic pancreatitis: a study protocol for a randomised controlled trial. BMJ Open Gastroenterol 2018; **5**: e000190（ランダム）

10） Steff M, Bohannon RW, Petr M, et al. Relation between cigarette smoking and sarcopenia: meta-analysis. Physiol Res 2015; **64**: 419-426（メタ）

11） Steff M, Bohannon RW, Petr M, et al. Alcohol consumption as a risk factor for sarcopenia - a meta-analysis. BMC Geriatr 2016; **16**: 99（メタ）

第4章　治療

第5章
予後

慢性膵炎の生命予後はどうか？

回答
● 慢性膵炎の死亡原因については悪性腫瘍，肺炎・感染症，糖尿病やその合併症，などがあげられており，発症年齢や飲酒・喫煙の継続などの予後不良因子も念頭に置いた治療と長期の経過観察を行うことが必要である．

■解説■

　慢性膵炎の死亡原因については悪性腫瘍，肺炎・感染症，糖尿病やその合併症，などがあげられており[1]，喫煙・飲酒の継続，糖尿病の併存，慢性膵炎の発症年齢（高齢）などが死因に影響を与える予後不良因子として知られている[1~4]．悪性腫瘍は本邦では膵癌が多いが[1]，欧米では喫煙関連腫瘍（肺癌，食道癌，口腔癌，咽頭癌）も多い[2]．慢性膵炎と膵癌の関連を示す報告は多く[5,6]，特に遺伝性膵炎での膵癌発症リスクが極めて高い[3]．原因が長期の慢性炎症刺激であるとの考えから，膵癌発症予防のため早期に治療介入を行い膵管内圧を低減させ，慢性炎症刺激を回避するべきであるとの報告[6,7]もあるが，明らかなエビデンスはない．外科的治療を要する患者の術後長期の膵内外分泌機能については膵切除術よりも減圧手術のほうが有利であるとする報告が多い[7,8]．

■文献■

1) 大槻　眞，藤野善久．慢性膵炎登録患者の予後および死因に関する検討．厚生労働省科学研究費補助金難治性膵疾患に関する調査研究班 平成17-19年度総合研究報告書，2008: p.153-157（ケースシリーズ）
2) Pedrazzoli S, Pasquali C, Guzzinati S, et al. Survival rates and cause of death in 174 patients with chronic pancreatitis. J Gastrointest Surg 2008; **12**: 1930-1937（ケースコントロール）
3) Raimondi S, Lowenfels AB, Morselli-Labate AM, et al. Pancreatic cancer in chronic pancreatitis; aetiology, incidence, and early detection. Best Pract Res Clin Gastroenterol 2010; **24**: 349-358（メタ）
4) Hao L, Wang LS, Liu Y, et al. The different course of alcoholic and idiopathic chronic pancreatitis: a long-term study of 2,037 patients. PLoS One 2018; **13**: e0198365（コホート）
5) Hao L, Zeng XP, Xin L, et al. Incidence of and risk factors for pancreatic cancer in chronic pancreatitis: a cohort of 1656 patients. Dig Liver Dis 2017; **49**: 1249-1256（ケースコントロール）
6) Ueda J, Tanaka M, Ohtsuka T, et al. Surgery for chronic pancreatitis decreases the risk for pancreatic cancer: a multicenter retrospective analysis. Surgery 2013; **153**: 357-364（ケースコントロール）
7) Kempeneers MA, Issa Y, Ali UA, et al. International consensus guidelines for surgery and the timing of intervention in chronic pancreatitis. Pancreatology 2020; **20**: 149-157（ガイドライン）
8) Zhou Y, Shi B, Wu L, et al. Frey procedure for chronic pancreatitis: Evidence-based assessment of short- and long-term results in comparison to pancreatoduodenectomy and Beger procedure: a meta-analysis. Pancreatology 2015; **15**: 372-379（メタ）

CQ 5-1

無症状の慢性膵炎に内視鏡的治療（＋ESWL）は推奨されるか？

推 奨

● 無症状の狭窄，膵石などを有する慢性膵炎に内視鏡的治療（＋ESWL）は行わないことを提案する.

【推奨の強さ：**弱**（合意率 83％），エビデンスレベル：**C**】

解説

　慢性膵炎に対する内視鏡的治療（＋ESWL）は，主膵管狭窄や膵石による疼痛を改善する効果が示され，実施することが推奨されている[1~3]．受診時に無症状であっても，主膵管狭窄や膵石が原因と推定される腹痛・背部痛や急性膵炎の既往がある場合には治療の対象となるため詳細な問診が重要である．腹痛を有する膵石症や膵管狭窄などに対する内視鏡的治療（＋ESWL）によって膵液通過障害が解除され，膵管拡張の改善がみられることが以前より報告されている[4,5]．さらに，慢性膵炎に対して内視鏡的治療を行った28例（経過観察平均53.8ヵ月）と内視鏡的治療を行わず保存的に治療した群43例（経過観察平均63.0ヵ月）を比較した最近の報告によると，内視鏡的治療が膵臓の体積の減少および膵管拡張の進行を抑制した[6]．このように，ESWLや内視鏡的治療は慢性膵炎による膵の形態変化の進行を抑制する可能性が示されている.

　しかしながら，その結果膵機能が温存されるという結論にはいたっていない．膵外分泌機能に関しては，Sezaらが膵石除去後の主膵管狭窄に対して膵管ステントを留置した群と留置しなかった群の比較を報告している．22例の非ステント群と比較し，20例のステント群ではBT-PABA試験により評価した膵外分泌機能の低下速度は，約3年の経過観察期間で有意に緩やかであった[7]．その他，膵外分泌機能が比較的保たれた症例では，治療後に60〜80％の症例で膵外分泌機能が改善ないし不変であったとの報告がある[5,8,9]．一方，ESWLや内視鏡的治療の前後で膵外分泌機能に有意差がみられなかったとの報告もある[10]．また，膵内分泌機能に関しては，糖尿病を合併していた6例中3例で治療により内分泌機能が改善したとする報告もある[10]．しかし，前述のSezaらの報告は，内分泌機能については，ステント群と非ステント群で差がなかったと報告している[7]．メタアナリシスによると，ESWL（単独または＋内視鏡的治療の併用）前後の比較で体重は81.45％の症例で不変だったが，増加が7.90％にみられ，糖尿病の合併率についてはESWL（単独または内視鏡的治療の併用）前が31.27％，後が37.90％と報告されている[11]．その他，耐糖能やインスリン分泌能の評価では，内視鏡的治療後には明らかな改善がみられなかったとの報告がある[5,8,12~14]．内視鏡的治療（＋ESWL）による膵機能温存効果については，慢性膵炎の病期や成因，断酒や禁煙などの交絡因子が関与していることが推定され，結論を出すためにはさらなる検討が必要である.

　現状では，膵管狭窄や膵石を有するが無症状で，困っていない患者に対し，膵機能を温存する目的で内視鏡的治療（＋ESWL）を実施することについて，短期的・長期的有効性や安全性，およびコストや患者負担なども考慮した検討が不足しており，侵襲的な治療であることを考慮すると全ての患者を対象として一律に実施することは推奨されない．しかしながら，一部の膵実

第5章　予後

質の萎縮を認めず膵石に起因する膵液の通過障害が疑われる患者には，専門施設において十分なインフォームドコンセントのもと実施される場合がある[3]. そのような症例については特に，治療介入による短期的・長期的有用性と安全性の検証が質の高い臨床研究により実施されることが望まれる.

■ 文献 ■

1) Dumonceau JM, Delhaye M, Tringali A, et al. Endoscopic treatment of chronic pancreatitis: European society of gastrointestinal endoscopy (ESGE) guideline-updated August 2018. Endoscopy 2019; **51**: 179-193（ガイドライン）

2) Lohr JM, Dominguez-Munoz E, Rosendahl J, et al. United European Gastroenterology evidence-based guidelines for the diagnosis and therapy of chronic pancreatitis (HaPanEU). United European Gastroenterol J 2017; **5**: 153-199（ガイドライン）

3) 厚生労働省難治性膵疾患調査研究班. 膵石症の内視鏡的治療ガイドライン. 膵臓 2014; **29**: 123-147（ガイドライン）

4) Binmoeller KF, Jue P, Seifert H, et al. Endoscopic pancreatic stent drainage in chronic pancreatitis and a dominant stricture: long-term results. Endoscopy 1995; **27**: 638-644（ケースコントロール）

5) Ohara H, Hoshino M, Hayakawa T, et al. Single application extracorporeal shock wave lithotripsy is the first choice for patients with pancreatic duct stones. Am J Gastroenterol 1996; **91**: 1388-1394（コホート）

6) Lee JK, Kim H, Park CK, et al. Morphological advantages of endoscopic treatment in obstructive chronic pancreatitis. Pancreatology 2020; **20**: 199-204（ケ-スコントロール）［検索期間外文献］

7) Seza K, Yamaguchi T, Ishihara T, et al. a long-term controlled trial of endoscopic pancreatic stenting for treatment of main pancreatic duct stricture in chronic pancreatitis. Hepato-Gastroenterology 2011; **58**: 2128-2131（ケースコントロール）

8) Inui K, Tazuma S, Yamaguchi T, et al. Treatment of pancreatic stones with extracorporeal shock wave lithotripsy: results of a multicenter survey. Pancreas 2005; **30**: 26-30（ケースコントロール）

9) 山本智支, 乾 和郎, 芳野純治, ほか. 膵石に対する非手術的治療の成績と長期予後. 膵臓 2011; **26**: 699-708（ケースコントロール）

10) 滝 徳人, 中澤三郎, 山雄健次, ほか. 膵石症に対する体外衝撃波結石破砕療法の有用性の検討. 日本消化器病学会雑誌 1997; **94**: 101-110（ケースコントロール）

11) Moole H, Jaeger A, Bechtold ML, et al. Success of extracorporeal shock wave lithotripsy in chronic calcific pancreatitis management: a meta-analysis and systematic review. Pancreas 2016; **45**: 651-658（メタ）

12) Adamek HE, Jakobs H, Buttmann A, et al. Long-term follow up of patients with chronic pancreatitis and pancreatic stones treated with extracorporeal shock wave lithotripsy. GUT 1999; **45**: 402-405（ケースコントロール）

13) Topazian M, Aslanian H, Anderson D. Outcome following endoscopic stenting of pancreatic duct strictures in chronic pancreatitis. J Clin Gastroenterol 2005; **39**: 908-911（ケースコントロール）

14) Brand B, Kahl M, Sidhu S, et al. Prospective evaluation of morphology, function, and quality of life after extracorporeal shockwave lithotripsy and endoscopic treatment of chronic calcific pancreatitis. Am J Gastroenterol 2000; **95**: 3428-3438（コホート）

CQ 5-2

慢性膵炎の病態進行の阻止に外科手術は推奨されるか？

推奨

● 慢性膵炎発症後早期の手術が病態進行を遅らせる可能性があり，手術適応や術式は症状や合併症などを総合的に評価したうえで決定することを提案する．
【推奨の強さ：弱（合意率93％），エビデンスレベル：C】

解説

　慢性膵炎に対する手術は，非手術的治療に抵抗性の症状がある場合や膵癌の合併が疑われる場合に適用され，その病態に応じて膵管ドレナージ術や膵切除術などが選択される．また手術が慢性膵炎のどの病期で行われるかによっても，その後の膵機能がたどる経過は異なり，手術による慢性膵炎の病態進行に与える影響について一概に述べることはできない．病態進行阻止を主目的とした手術に関する検討はこれまで行われてこなかったため，有症状例への術後長期の膵内外分泌機能解析から，病態進行への影響を推測することとなる．

　Nealonらは軽度～中等度の慢性膵炎に対する外科的膵管ドレナージ術（modified Peustow法）の効果をランダム化比較試験で解析し，手術群では9例中7例（78％）で膵機能が維持されたが，非手術群では8例中2例（25％）のみで維持されたことを報告した[1]．Ahmedら[2,3]は病脳期間3年以内の早期手術介入（$n=121$）が3年以上の晩期介入（$n=124$）と比較し術後内分泌機能不全発症のオッズ比が0.57に下がることを示した（外分泌機能の評価なし）．また，Reidigerら[3,4]は慢性膵炎発症後3年以上の晩期手術介入（$n=122$）では，3年以内の早期介入（$n=102$）と比較し術後膵外分泌機能不全発症のオッズ比が2.47に上がることを報告した．国際ガイドライン[5]では膵外分泌機能不全のリスクは早期の手術で低下すると述べられているが，膵内分泌機能不全に関する記載はない．これは慢性膵炎では膵外分泌機能不全は比較的早期に出現するが，内分泌機能は比較的晩期まで保たれており，手術も内分泌機能不全出現前にほとんどが施行され，その効果がわからないからであるとその理由を述べている．

　術式別比較のメタアナリシス[6]では，膵管ドレナージ術（Frey手術）と十二指腸温存膵頭部切除術（Beger手術）とでは（3論文，$n=179$），術後長期の除痛効果（オッズ比1.36，95％CI 0.59～3.17）と膵内分泌機能不全発症（オッズ比2.28，95％CI 0.90～5.79），膵外分泌機能不全発症（オッズ比1.02，95％CI 0.43～2.41）に関して差はないものの，Frey手術で手術時間が短く（オッズ比 −68.36，95％CI −89.83～−46.90），周術期合併症頻度が低かった（オッズ比0.47，95％CI 0.23～0.98）．膵管ドレナージ術（Frey手術）と膵頭十二指腸切除術では（5論文，$n=244$），術後長期の除痛効果（オッズ比1.07，95％CI 0.46～2.48）に差はないものの，膵内分泌機能不全発症（オッズ比0.24，95％CI 0.09～0.62）と膵外分泌機能不全発症（オッズ比0.31，95％CI 0.13～0.74）はFrey手術で頻度が低く，またFrey手術で手術時間が短く（オッズ比 −82.01，95％CI −148.23～−15.79），周術期合併症頻度が低かった（オッズ比0.28，95％CI 0.09～0.86）．ほかにも3年以上の長期の病脳期間後のFrey手術とBeger手術のコホート研究[7]やメタアナリシス[8]，膵頭十二指腸切除術と十二指腸温存膵頭部切除術後のランダム比較試験[9]，膵頭十二指

腸切除術と Frey 手術のランダム比較試験[10]で，術後長期の膵内外分泌機能に違いはないとする報告がある．

　慢性膵炎発症早期に行う Frey 手術などの膵管ドレナージ手術が，手術侵襲や慢性膵炎の病態進行阻止の観点からは有利である可能性があるが，無症状の患者に病態進行阻止を主目的とした予防的手術を行う状況は少ないと思われ，手術適応は患者の病態を総合的に評価したうえで決定する必要がある．

▌文献▌

1) Nealon WH, Thompson JC. Progressive loss of pancreatic function in chronic pancreatitis is delayed by main pancreatic duct decompression. A longitudinal prospective analysis of the modified puestow procedure. Ann Surg 1993; **217**: 458-466（ランダム）

2) Ahmed Ali U, Nieuwenhuijs VB, van Eijck CH, et al. Clinical outcome in relation to timing of surgery in chronic pancreatitis: a nomogram to predict pain relief. Arch Surg 2012; **147**: 925-932（コホート）

3) Yang CJ, Bliss LA, Schapira EF, et al. Systematic review of early surgery for chronic pancreatitis: impact on pain, pancreatic function, and re-intervention. J Gastrointest Surg 2014; **18**: 1863-1869（メタ）

4) Riediger H, Adam U, Fischer E, et al. Long-term outcome after resection for chronic pancreatitis in 224 patients. J Gastrointest Surg 2007; **11**: 949-959; discussion 959-960（コホート）

5) Kempeneers MA, Issa Y, Ali UA, et al. International consensus guidelines for surgery and the timing of intervention in chronic pancreatitis. Pancreatology 2020; **20**: 149-157（ガイドライン）

6) Zhou Y, Shi B, Wu L, et al. Frey procedure for chronic pancreatitis: Evidence-based assessment of short- and long-term results in comparison to pancreatoduodenectomy and Beger procedure: a meta-analysis. Pancreatology 2015; **15**: 372-379（メタ）

7) Bachmann K, Tomkoetter L, Erbes J, et al. Beger and Frey procedures for treatment of chronic pancreatitis: comparison of outcomes at 16-year follow-up. J Am Coll Surg 2014; **219**: 208-216（コホート）

8) Jawad ZAR, Tsim N, Pai M, et al. Short and long-term post-operative outcomes of duodenum preserving pancreatic head resection for chronic pancreatitis affecting the head of pancreas: a systematic review and meta-analysis. HPB (Oxford) 2016; **18**: 121-128（メタ）

9) Diener MK, Hüttner FJ, Kieser M, et al. Partial pancreatoduodenectomy versus duodenum-preserving pancreatic head resection in chronic pancreatitis: the multicentre, randomised, controlled, double-blind ChroPac trial. Lancet 2017; **390**: 1027-1037（ランダム）

10) Strate T, Bachmann K, Busch P, et al. Resection vs drainage in treatment of chronic pancreatitis: long-term results of a randomized trial. Gastroenterology 2008; **134**: 1406-1411（ランダム）

FRQ 5-1

慢性膵炎の予後改善に膵癌スクリーニング検査は有用か？

回答

● 慢性膵炎は膵癌の危険因子であるが，膵癌のスクリーニング検査法は確立されておらず，今後検討する必要がある．

解説

慢性膵炎は，通常型膵管癌の危険因子であることが知られている．慢性膵炎 7 論文のメタアナリシスでは，慢性膵炎の膵癌のリスク比が 13.3（95％CI 6.1～28.9）と報告されている [1~8]．

デンマークにおいて，11,972 例の慢性膵炎患者とマッチングした同数の健常者を比較した検討において，慢性膵炎患者の膵癌発症はハザード比 6.9 倍と有意に高かった [9]．

わが国における診断後 2 年以上経過した 506 例の慢性膵炎患者（平均観察期間 5.6 年）の全国調査では，19 例（3.7％）に膵癌が発症し，標準化罹患比が 11.8（95％CI 7.1～18.4）であった [10]．さらに，調査開始から 5～25 年における累積膵癌罹患率が 2.0％から 14.0％と経過観察期間に応じて膵癌の罹患率が増加していた [10]．わが国における 170 例の慢性膵炎の検討では，29 例で悪性腫瘍が発生し，そのうち 5 例に膵癌が発生していた [11]．膵癌は，様々な因子が関連して発生すると考えられているが，いくつかの因子で補正しても慢性膵炎が膵癌の危険因子として同定されるとの報告も認められることから [12]，独立した因子として考え，経過観察をする必要がある．

慢性膵炎と膵癌の発生に関する 13 論文のメタアナリシスでは，変量効果モデルによる効果推定値（effect estimates：EEs）を用いて慢性膵炎診断後の期間毎に膵癌発生を検討したところ，2 年以内の EEs は 16.6（95％CI 12.59～20.73）と高いが，5 年後の EEs も 7.9（95％CI 4.26～14.66）と高かったことから，慢性膵炎診断後の経過観察は，膵癌を診断するために比較的長く行われることが勧められている [13~18]．

さらに，慢性膵炎の原因と考えられる飲酒や喫煙 [19,20]，遺伝子変異 [21] などは膵癌の危険因子としても報告されていることから，肥満 [22,23]，糖尿病 [24,25] などほかの膵癌の危険因子と合わせ，これらを有する慢性膵炎患者の経過観察は発癌の観点からも重要である．

しかし，現時点では，慢性膵炎患者を経過観察することによって膵癌を早期に発見し，予後を改善することを証明した報告は認められない．また，膵癌のスクリーニングとして，検査に用いるモダリティや施行する期間などの方法は確立されていない．今後は，前向きに症例を集積し，慢性膵炎に対する膵癌スクリーニングの有用性を明らかにし，その方法を確立することが求められる．

文献

1) Raimondi S, Lowenfels AB, Morselli-Labate AM, et al. Pancreatic cancer in chronic pancreatitis; aetiology, incidence, and early detection. Best Pract Res Clin Gastroenterol 2010; 24: 349-358（メタ）
2) Rocca G, Gaia E, Iuliano R, et al. Increased incidence of cancer in chronic pancreatitis. J Clin Gastroenterol 1987; 9: 175-179（ケースコントロール）
3) Lowenfels AB, Maisonneuve P, Cavallini G, et al. Pancreatitis and the risk of pancreatic cancer. International Pancreatitis Study Group. N Engl J Med 1993; 328: 1433-1437（ケースコントロール）

4) Bansal P, Sonnenberg A. Pancreatitis is a risk factor for pancreatic cancer. Gastroenterology 1995; **109**: 247-251（ケースコントロール）

5) Karlson BM, Ekbom A, Josefsson S, et al. The risk of pancreatic cancer following pancreatitis: an association due to confounding? Gastroenterology 1997; **113**: 587-592（ケースコントロール）

6) Malka D, Hammel P, Maire F, et al. Risk of pancreatic adenocarcinoma in chronic pancreatitis. Gut 2002; **51**: 849-852（ケースコントロール）

7) Goldacre MJ, Wotton CJ, Yeates D, et al. Liver cirrhosis, other liver diseases, pancreatitis and subsequent cancer: record linkage study. Eur J Gastroenterol Hepatol 2008; **20**: 384-392（ケースコントロール）

8) Pedrazzoli S, Pasquali C, Guzzinati S, et al. Survival rates and cause of death in 174 patients with chronic pancreatitis. J Gastrointest Surg 2008; **12**: 1930-1937（ケースコントロール）

9) Bang UC, Benfield T, Hyldstrup L, et al. Mortality, cancer, and comorbidities associated with chronic pancreatitis: a Danish nationwide matched-cohort study. Gastroenterology 2014; **146**: 989-994（ケースコントロール）

10) 大槻　眞，藤野善久．慢性膵炎登録患者の予後および死因に関する検討．厚生労働省科学研究費補助金難治性疾患克服研究事業難治性膵疾患に関する調査研究 平成 19 年度総括・分担研究報告書，2008: p.98-103（ケースシリーズ）

11) Kamisawa T, Tu Y, Egawa N, et al. The incidence of pancreatic and extrapancreatic cancers in Japanese patients with chronic pancreatitis. Hepatogastroenterology 2007; **54**: 1579-1581（ケースシリーズ）

12) Fernandez E, La Vecchia C, Porta M, et al. Pancreatitis and the risk of pancreatic cancer. Pancreas 1995; **11**: 185-189（ケースコントロール）

13) Kirkegård J, Mortensen FV, Cronin-Fenton D. Chronic pancreatitis and páncreatic cancer risk: a systematic review and meta-analysis. Am J Gastroenterol 2017; **112**: 1366-1372（メタ）

14) Anderson LN, Cotterchio M, Gallinger S. Lifestyle, dietary, and medical history factors associated with pancreatic cancer risk in Ontario, Canada. Cancer Causes Control 2009; **20**: 825-834（ケースコントロール）

15) Duell EJ, Casella DP, Burk RD, et al. Inflammation, genetic polymorphisms in proinflammatory genes TNF-A, RANTES, and CCR5, and risk of pancreatic adenocarcinoma. Cancer Epidemiol Biomarkers Prev 2006; **15**: 726-731（ケースコントロール）

16) Wu Q, Chen G, Wu WM, et al. Metabolic syndrome components and risk factors for pancreatic adenocarcinoma: a case-control study in China. Digestion 2012; **86**: 294-301（ケースコントロール）

17) Ueda J, Tanaka M, Ohtsuka T, et al. Surgery for chronic pancreatitis decreases the risk for pancreatic cancer: a multicenter retrospective analysis. Surgery 2013; **153**: 357-364（ケースコントロール）

18) Wang W, Liao Z, Li G, et al. Incidence of pancreatic cancer in chinese patients with chronic pancreatitis. Pancreatology 2011; **11**: 16-23（ケースコントロール）

19) Wang YT, Gou YW, Jin WW, et al. Association between alcohol intake and the risk of pancreatic cancer: a dose-response meta-analysis of cohort studies. BMC Cancer 2016; **16**: 212（メタ）

20) Lucenteforte E, La Vecchia C, Silverman D, et al. Alcohol consumption and pancreatic cancer: a pooled analysis in the International Pancreatic Cancer Case-Control Consortium (PanC4). Ann Oncol 2012; **23**: 374-382（ケースコントロール）

21) Lowenfels AB, Maisonneuve P, Whitcomb DC. Risk factors for cancer in hereditary pancreatitis. International Hereditary Pancreatitis Study Group. Med Clin North Am 2000; **84**: 565-573

22) Kuzmickiene I, Everatt R, Virviciute D, et al. Smoking and other risk factors for pancreatic cancer: a cohort study in men in Lithuania. Cancer Epidemiol 2013; **37**: 133-139（コホート）

23) Mizuno S, Nakai Y, Isayama H, et al. Smoking, family history of cancer, and diabetes mellitus are associated with the age of onset of pancreatic cancer in Japanese patients. Pancreas 2014; **43**: 1014-1017（コホート）

24) Batabyal P, Vander Hoorn S, Christophi C, et al. Association of diabetes mellitus and pancreatic adenocarcinoma: a meta-analysis of 88 studies. Ann Surg Oncol 2014; **21**: 2453-2462（メタ）

25) Pezzilli R, Pagano N. Is diabetes mellitus a risk factor for pancreatic cancer? World J Gastroenterol 2013; **19**: 4861-4866（ケースシリーズ）

FRQ 5-2

慢性膵炎の予後改善に早期治療介入は有用か？

回答

● 早期の治療介入による慢性膵炎の予後改善が期待されるが，その有用性は証明されておらず，今後検討する必要がある．

解説

　「慢性膵炎診断基準 2009」において早期慢性膵炎の概念がはじめて定義された[1]．その後，「早期慢性膵炎：early CP」を段階的な概念モデルに含む「mechanistic definition」が提唱された[2]．「早期慢性膵炎」が定義されることにより，早期治療介入による非可逆的な「確実な慢性膵炎」への進行阻止が期待されている．

　早期慢性膵炎の経過を追跡した報告が 2 報[3,4]，症例報告が 1 報[5]ある．肱岡らは，厚生労働省難治性膵疾患班会議の報告[6]をもとに早期慢性膵炎 52 例を前向きに調査したところ，5 例が慢性膵炎（2 例確診，3 例準確診）へ進展したことを報告した[3]．Masamune らも同様に 83 例の早期慢性膵炎症例を集積し，前向きに観察研究を施行したところ，4 例が慢性膵炎へ進展したことを報告した[4]．Hirota らは，自施設の早期慢性膵炎症例中，慢性膵炎確診例に進展した 2 例の症例を報告した[5]．Hirota らの 2 例中 1 例は特発性であったが，その他の報告された症例は飲酒継続例であった．本邦における膵炎の発症リスクとアルコール摂取量の関連を調査した症例対照研究によると，非飲酒者に比較して飲酒者の急性膵炎と慢性膵炎を合わせた膵炎発症リスクは，エタノール換算摂取量 20〜40 g/日で 2.0（95％CI 1.3〜3.2），40〜60 g/日で 3.3（95％CI 2.0〜5.3），60〜80 g/日で 6.0（95％CI 2.0〜5.3），80〜100 g/日で 8.1（95％CI 4.5〜14.5），100 g 以上/日で 10.4（95％CI 6.2〜17.5），であった[7]．Sheel らの単施設後ろ向きの検討によると，超音波内視鏡による膵臓の微小な所見のみ認めた患者が慢性膵炎確診へ進展した 12 例の臨床的特徴のうち，大量飲酒が 12 例中 8 例で確認された[8]．その他，欧米諸国からも膵炎発症とアルコール摂取を調査した症例対照研究が報告されており[9,10]，断酒が慢性膵炎進展を阻止するうえで極めて重要である．

　また，喫煙も慢性膵炎進展の重要な危険因子である．前述した早期慢性膵炎前向き観察研究[3,4]では，慢性膵炎へ進展した症例は飲酒のほか喫煙も継続していた．さらに，本邦における膵炎発症リスクと喫煙の関連を調査した症例対照研究によると，喫煙者は非喫煙者と比較して，アルコール性慢性膵炎の発生するオッズ比は 7.8（95％CI 2.2〜27.3）と高かった．また，慢性膵炎のメタアナリシスによると非喫煙者と比較した喫煙者の相対危険度は 2.8（95％CI 1.8〜4.2），飲酒補正後の相対危険度は 2.8（95％CI 1.8〜4.2）と高く，喫煙が慢性膵炎の危険因子であることが報告された[11]．前述した Sheel らの検討でも，慢性膵炎確診へ進展した 12 例中 10 例が喫煙者であった[8]．よって，禁煙指導も慢性膵炎の発症・進展を阻止するために必要である．669 例の急性膵炎患者の前向き観察研究では，117 例の再発性膵炎が認められ，そのうち 51 例が慢性膵炎に進行し，飲酒と喫煙が慢性膵炎進行の危険因子であることが報告されている[12]．

　しかし，断酒や禁煙によって早期慢性膵炎に対する治療介入の効果を証明した報告は認めら

れない．また，慢性膵炎の内科的治療としてあげられる脂肪制限[13]や膵消化酵素薬[14~16]，蛋白分解酵素阻害薬[17]，鎮痛薬[18]の投与に関しても，早期慢性膵炎に対する治療介入に関連したエビデンスレベルの高い報告は認められない．早期慢性膵炎への治療効果を証明するためには，さらに症例を集積し前向きに検討することが今後の課題である．

文献

1) 厚生労働省難治性膵疾患に関する調査研究班，日本膵臓学会，日本消化器病学会．慢性膵炎臨床診断基準2009．膵臓 2009; **24**: 645-646（ガイドライン）
2) Whitcomb DC, Frulloni L, Garg P, et al. Chronic pancreatitis: an international draft consensus proposal for a new mechanistic definition. Pancreatology 2016; **16**: 218-224
3) 肱岡真之，立花雄一，植田圭二郎，ほか．早期慢性膵炎の前向き予後調査．胆と膵 2016; **37**: 339-343（コホート）
4) Masamune A, Nabeshima T, Kikuta K, et al. Prospective study of early chronic pancreatitis diagnosed based on the Japanese diagnostic criteria. J Gastroenterol 2019; **54**: 928-935（コホート）
5) Hirota M, Shimosegawa T, Kanno A, et al. Distinct clinical features of two patients that progressed from the early phase of chronic pancreatitis to the advanced phase. Tohoku J Exp Med 2012; **228**: 173-180（ケースシリーズ）
6) 伊藤鉄英，片岡慶正，入澤篤志，ほか．早期慢性膵炎および慢性膵炎疑診例の前向き予後調査（下瀬川班最終報告）．厚生労働省難治性膵疾患克服研究事業　難治性膵疾患に関する調査研究　平成 26 年度総括・分担研究報告書，2015: p.145-149（コホート）
7) Kume K, Masamune A, Ariga H, et al. Alcohol consumption and the risk for developing pancreatitis: a case-control study in Japan. Pancreas 2015; **44**: 53-58（ケースコントロール）
8) Sheel ARG, Baron RD, Sarantitis I, et al. The diagnostic value of Rosemont and Japanese diagnostic criteria for 'indeterminate', 'suggestive', 'possible' and 'early' chronic pancreatitis. Pancreatology 2018; **18**: 774-784（コホート）
9) Kristiansen L, Grønbaek M, Becker U, et al. Risk of pancreatitis according to alcohol drinking habits: a population-based cohort study. Am J Epidemiol 2008; **168**: 932-937（コホート）
10) Yadav D, Hawes RH, Brand RE, et al. Alcohol consumption, cigarette smoking, and the risk of recurrent acute and chronic pancreatitis. Arch Intern Med 2009; **169**: 1035-1045
11) Lin Y, Tamakoshi A, Hayakawa T, et al. Cigarette smoking as a risk factor for chronic pancreatitis: a case-control study in Japan. Research Committee on Intractable Pancreatic Diseases. Pancreas 2000; **21**: 109-114（ケースコントロール）
12) Ahmed Ali U, Issa Y, Hagenaars JC, et al. Risk of recurrent pancreatitis and progression to chronic pancreatitis after a first episode of acute pancreatitis. Clin Gastroenterol Hepatol 2016; **14**: 738-746（ケースコントロール）
13) 下瀬川　徹，伊藤鉄英，中村太一，ほか．厚生労働省科 学研究費補助金難治性疾患克服研究事業難治性膵疾患に関する調査研究班【慢性膵炎の断酒・生活指導指針】．膵臓 2010; **25**: 617-681（ガイドライン）
14) Whitcomb DC, Lehman GA, Vasileva G, et al. Pancrelipase delayed-release capsules (CREON) for exocrine pancreatic insufficiency due to chronic pancreatitis or pancreatic surgery: a double-blind randomized trial. Am J Gastroenterol 2010; **105**: 2276-2286（ランダム）
15) Gubergrits N, Malecka-Panas E, Lehman GA, et al. A 6-month, open-label clinical trial of pancrelipase delayed-release capsules (Creon) in patients with exocrine pancreatic insufficiency due to chronic pancreatitis or pancreatic surgery. Aliment Pharmacol Ther 2011; **33**: 1152-1161（ケースコントロール）
16) Thorat V, Reddy N, Bhatia S, et al. Randomised clinical trial: the efficacy and safety of pancreatin enteric-coated minimicrospheres (Creon 40000 MMS) in patients with pancreatic exocrine insufficiency due to chronic pancreatitis--a double-blind, placebo-controlled study. Aliment Pharmacol Ther 2012; **36**: 426-436（ランダム）
17) Kanoh M, Ibata H, Miyazaki M, et al. Clinical effects of camostat in chronic pancreatitis. Biomed Res 1989; **10** (Suppl 1): 145-150（ケースコントロール）
18) Drewes AM, Bouwense SAW, Campbell CM, et al. Guidelines for the understanding and management of pain in chronic pancreatitis. Pancreatology 2017; **17**: 720-731（ガイドライン）

FRQ 5-3

膵癌の予防に内視鏡的治療，外科手術は有用か？

回答

● 慢性膵炎患者に対する内視鏡的治療や外科手術が膵癌の予防に有用である可能性がある．

解説

慢性膵炎が膵癌の危険因子であることはよく知られており，その標準化罹患比は 2.23～121.0 と報告されている[1]．一方，侵襲的治療介入による膵癌予防効果についての報告は少なく，そのなかでも効果があるという報告[2~4]と効果がないとする報告[1]のいずれもが存在する．慢性膵炎による膵癌発症が持続する慢性炎症に起因すると考えられていることから[5]，早期の治療介入による炎症の回避が理論的には膵癌予防につながる可能性があるが，これまでの研究のほとんどが後ろ向き研究で，発症から治療介入までの期間やその後の経過観察期間にばらつきがあるため，結論は得られていない．特に慢性膵炎の診断後早期[6]，あるいは慢性膵炎に対する術後早期に膵癌が診断される場合も多く[7]，これらはすでに不可逆的発癌過程に進行した段階で診断あるいは外科的治療が行われていた可能性を示唆するもので，解析にあたっては注意が必要である．

本邦での厚生労働省難治性膵疾患に関する調査研究班の報告[3]によると，慢性膵炎診断後 2 年以上経過観察された 506 例中，経過観察中央値 5.6 年の間に 19 例（3.7%）に膵癌が発症し（標準化罹患比 11.8），慢性膵炎手術例　の膵癌リスクが非手術例に対してハザード比が 0.11（95% CI 0.0014～0.80）となり，膵炎手術により炎症を抑えることが膵癌の発生を予防する可能性があることを示した．イタリアでは 174 例の慢性膵炎に対する術後患者の死因を調査し（術後経過観察中央値 186.3 ヵ月），38 例の癌死のうち 28 例が肺癌，口腔癌，咽頭癌，食道癌などの喫煙関連癌によるもので，膵癌による死亡が 2 例であることを報告しており（標準化罹患比 2.3，95% CI 0.36～10.60），他報告の慢性膵炎患者より膵癌発症リスクが低い理由についての考察はなかったが，手術による膵癌発症予防効果の可能性がある[2]．一方，中国からは 1,656 例の慢性膵炎患者（経過観察中央値 8.0 年）の解析から膵癌発症リスク因子解析の結果が報告されており，高齢発症や喫煙が有意な因子として示されたが，手術や内視鏡的治療＋手術による膵癌発症リスクへの影響は示されなかった[1]．これまで内視鏡的治療単独による膵癌予防効果に関する報告はない．

国際ガイドライン[8]によると遺伝性膵炎に対しては生涯膵癌発症リスクが 40～55% であるため，予防的膵切除術を考慮してもよいが，非遺伝性慢性膵炎に関しては 10 年間の発症率が 2% と低いことから予防的膵切除術を勧めていない．

文献

1) Hao L, Zeng XP, Xin L, et al. Incidence of and risk factors for pancreatic cancer in chronic pancreatitis: a cohort of 1656 patients. Dig Liver Dis 2017; **49**: 1249-1256（ケースコントロール）
2) Pedrazzoli S, Pasquali C, Guzzinati S, et al. Survival rates and cause of death in 174 patients with chronic pancreatitis. J Gastrointest Surg 2008; **12**: 1930-1937（ケースコントロール）

第 5 章　予後

3) Ueda J, Tanaka M, Ohtsuka T, et al. Surgery for chronic pancreatitis decreases the risk for pancreatic cancer: a multicenter retrospective analysis. Surgery 2013; **153**: 357-364（ケースコントロール）

4) Zheng Z, Chen Y, Tan C, et al. Risk of pancreatic cancer in patients undergoing surgery for chronic pancreatitis. BMC Surg 2019; **19**: 83（ケースコントロール）

5) Raimondi S, Lowenfels AB, Morselli-Labate AM, et al. Pancreatic cancer in chronic pancreatitis; aetiology, incidence, and early detection. Best Pract Res Clin Gastroenterol 2010; **24**: 349-358（メタ）

6) Kirkegård J, Mortensen FV, Cronin-Fenton D. Chronic pancreatitis and pancreatic cancer risk: a systematic review and meta-analysis. Am J Gastroenterol 2017; **112**: 1366-1372（メタ）

7) Sakorafas GH, Sarr MG. Pancreatic cancer after surgery for chronic pancreatitis. Dig Liver Dis 2003; **35**: 482-485（ケースシリーズ）

8) Kempeneers MA, Issa Y, Ali UA, et al. International consensus guidelines for surgery and the timing of intervention in chronic pancreatitis. Pancreatology 2020; **20**: 149-157（ガイドライン）

索 引

利益相反（COI）に関する開示

　日本消化器病学会では，ガイドライン委員会・ガイドライン統括委員と特定企業との経済的な関係につき，下記の項目について，各委員から利益相反状況の申告を得た．

　慢性膵炎診療ガイドライン作成・評価委員，作成協力者には診療ガイドライン対象疾患に関連する企業との経済的な関係につき，下記の項目について，各委員，協力者から利益相反状況の申告を得た．

　申告された企業名を下記に示す（対象期間は 2018 年 1 月 1 日から 2020 年 12 月 31 日，ただし下記の「C. 申告者の所属する研究機関・部門にかかる institutional COI 開示事項」は 2020 年 1 月 1 日から 12 月 31 日）．企業名は 2021 年 8 月現在の名称とした．

　A.　自己申告者自身の申告事項
　1.　企業や営利を目的とした団体の役員，顧問職の有無と報酬額
　2.　株の保有と，その株式から得られる利益
　3.　企業や営利を目的とした団体から特許権使用料として支払われた報酬
　4.　企業や営利を目的とした団体より，会議の出席（発表，助言など）に対し，研究者を拘束した時間・労力に対して支払われた日当，講演料などの報酬
　5.　企業や営利を目的とした団体が作成するパンフレットなどの執筆に対して支払った原稿料
　6.　企業や営利を目的とした団体が提供する研究費
　7.　企業や営利を目的とした団体が提供する奨学（奨励）寄附金
　8.　企業等が提供する寄附講座
　9.　その他の報酬（研究，教育，診療とは直接に関係しない旅行，贈答品など）
　B.　申告者の配偶者，一親等内の親族，または収入・財産的利益を共有する者の申告事項
　1.　企業や営利を目的とした団体の役員，顧問職の有無と報酬額
　2.　株の保有と，その株式から得られる利益
　3.　企業や営利を目的とした団体から特許権使用料として支払われた報酬
　C.　申告者の所属する研究機関・部門（研究機関，病院，学部またはセンターなど）にかかる institutional COI 開示事項
　1.　企業や営利を目的とした団体が提供する研究費
　2.　企業や営利を目的とした団体が提供する寄附金
　3.　その他（申告者が所属する研究機関そのもの，あるいは機関・部門の長が本学会の事業活動に関係する企業などの株式保有，特許使用料，あるいは投資など）

　利益相反の扱いに関しては，日本消化器病学会の「医学系研究の利益相反に関する指針および運用細則」（2019 年 1 月 1 日改訂版）に従った．

　統括委員および作成・評価委員，作成協力者はすべて，診療ガイドラインの内容と作成法について，医療・医学の専門家として科学的・医学的な公正さと透明性を担保しつつ，適正な診断と治療の補助ならびに患者の quality of life の向上を第一義として作業を行った．

　すべての申告事項に該当がない委員については，表末尾に記載した．

1．統括委員と企業との経済的な関係

役割	氏名	開示項目A			開示項目B	開示項目C
		1	2	3	1	1
		4	5	6	2	2
		7	8	9	3	3
統括委員	島田　光生	—	—	—	—	—
		—	—	大鵬薬品工業, ツムラ	—	—
		アステラス製薬, アッヴィ, EAファーマ, エーザイ, MSD, 小野薬品工業, コヴィディエンジャパン, 大鵬薬品工業, 武田薬品工業, 中外製薬, ノバルティスファーマ, バイエル薬品	—	—	—	—
統括委員	福田　眞作	—	—	—	—	—
		—	—	ブリストル・マイヤーズスクイブ	—	—
		旭化成ファーマ, アッヴィ, エーザイ, MSD, 武田薬品工業, 日本化薬, バイエル薬品, 持田製薬	—	—	—	—

2．作成・評価委員・作成協力者と企業との経済的な関係

役割	氏名	開示項目A			開示項目B	開示項目C
		1	2	3	1	1
		4	5	6	2	2
		7	8	9	3	3
作成委員	伊藤　鉄英	—	—	—	—	—
		帝人ファーマ, ノバルティスファーマ, マイランEPD	—	—	—	—
		—	—	—	—	—
作成委員	清水　京子	—	—	—	—	—
		マイランEPD	マイランEPD	—	—	—
		—	—	—	—	—
作成委員	入澤　篤志	マイランEPD	—	—	—	—
		アッヴィ, EAファーマ, 武田薬品工業	—	—	—	—
		—	—	—	—	—
作成委員	大塚　隆生	—	—	—	—	—
		—	—	—	—	—
		大鵬薬品工業	新日本科学, 中外製薬	—	—	—

役割	氏名	開示項目A 1/4/7	開示項目A 2/5/8	開示項目A 3/6/9	開示項目B 1/2/3	開示項目C 1/2/3
作成委員	大原　弘隆	–	–	–	–	–
		–	–	–	–	–
		–	愛知県厚生農業協同組合連合会，愛知県，愛知県市町村振興協会，名古屋市	–	–	–
作成委員	木田　光広	–	–	–	–	–
		オリンパス	オリンパス	–	–	–
		–	–	–	–	–
作成委員	阪上　順一	–	–	–	–	–
		旭化成ファーマ，マイラン EPD	–	–	–	–
		–	–	–	–	–
作成委員	佐田　尚宏	–	–	–	–	–
		–	–	–	–	–
		ジョンソン・エンド・ジョンソン，大鵬薬品工業，中外製薬	–	–	–	–
作成委員	竹山　宜典	マイラン EPD	マイラン EPD	–	–	–
		EA ファーマ	–	–	–	–
		–	–	–	–	–
作成委員	正宗　淳	–	–	–	–	–
		EA ファーマ，大塚製薬，第一三共，武田薬品工業，マイラン EPD	–	東レ	–	–
		旭化成ファーマ，EA ファーマ，大塚製薬，第一三共，武田薬品工業	–	–	–	–
評価委員	石黒　洋	–	–	–	–	–
		全国土木建築国民健康保険組合中部健康管理センター	–	–	–	–
		–	–	–	–	–
評価委員	岡崎　和一	–	–	–	–	–
		アッヴィ，田辺三菱製薬	伊賀市	–	–	–

法人表記は省略

下記の委員については申告事項なし．
統括委員：渡辺純夫，田妻　進，宮島哲也
ガイドライン作成協力：吉田雅博，山口直比古
作成委員：菅野　敦，田原純子，廣田衛久，藤森　尚
評価委員：下瀬川　徹，杉山政則，神澤輝実，宮川宏之，片岡慶正
作成協力者：植田圭二郎，大野隆真，亀井敬子，菊田和宏，小山友季，澤井裕貴，十亀義生，提中克幸，髙田智規，高松　悠，滝川哲也，竹野　歩，竹村圭祐，寺松克人，能登原憲司，濱田　晋，林　香月，松本一秀，三宅隼人，保田宏明，山宮　知

組織としての利益相反

日本消化器病学会の事業活動における資金提供を受けた企業・団体を記載する（対象期間は2018年1月1日から2020年12月31日）.

1）日本消化器病学会の事業活動に関連して，資金（寄附金等）を提供した企業名・団体名

①共催セミナー

旭化成ファーマ（1 / 194.4），旭化成メディカル（2 / 48.9），あすか製薬（3 / 403.4），アステラス製薬（3 / 752.1），アストラゼネカ（5 / 430.2），アッヴィ（6 / 3118.8），アビス（3 / 16），アボットジャパン（2 / 98.1），アムコ（2 / 43），アルフレッサファーマ（2 / 253），EAファーマ（6 / 1146.7），インテグラル（1 / 10.8），インボディ・ジャパン（1 / 31.2），栄研化学（1 / 64.8），エーザイ（6 / 1544.4），NKメディコ（1 / 10），エム・シー・メディカル（2 / 86.2），MSD（4 / 1317.6），大塚製薬（6 / 1650.8），大塚製薬工場（2 / 51），小野薬品工業（3 / 146.1），オリンパス（6 / 814.3），オリンパスメディカルサイエンス販売（1 / 116.2），カイゲンファーマ（2 / 198.9），科研製薬（2 / 25.8），ガデリウス・メディカル（3 / 184.2），カネカメディックス（2 / 60），キッセイ薬品工業（3 / 196.7），紀伊國屋書店（3 / 22），キヤノンメディカルシステムズ（3 / 211.2），杏林製薬（5 / 530.4），協和発酵キリン（2 / 179.7），ギリアド・サイエンシズ（2 / 2835.2），Cook Japan（2 / 32.4），クラシエ製薬（1 / 194.4），コヴィディエンジャパン（5 / 434.6），サーモフィッシャーダイアグノスティックス（3 / 306.2），サニーヘルス（1 / 21.6），三和化学研究所（1 / 220），GEヘルスケア・ジャパン（2 / 38），塩野義製薬（1 / 165），シスメックス（2 / 230），ジョンソン・エンド・ジョンソン（3 / 661.5），新日本科学（1 / 132），神陵文庫（2 / 23.9），JIMRO（3 / 543.4），住友ベークライト（1 / 10），ゼオンメディカル（3 / 130.5），積水メディカル（1 / 165），ゼリア新薬工業（3 / 898.8），セルトリオン・ヘルスケア・ジャパン（2 / 305.4），センチュリー・メディカル（2 / 73.2），第一三共（6 / 1016.4），大日本住友製薬（3 / 202.2），大鵬薬品工業（6 / 1152.6），タカトリ（1 / 10），武田薬品工業（4 / 2600.4），田辺三菱製薬（6 / 1162.8），中外製薬（4 / 732.5），ツムラ（9 / 2261），帝人ファーマ（2 / 227），テルモ（2 / 27.3），東亜新薬（1 / 10.8），東ソー（1 / 140.4），東レ（3 / 202.2），東和薬品（1 / 50），トップ（1 / 10.8），日機装（1 / 33），日本化薬（3 / 474.4），日本ケミファ（2 / 65.7），日本ベーリンガーインゲルハイム（1 / 165），日本イーライリリー（6 / 1232.3），日本臓器製薬（1 / 10），日本メディカルネクスト（1 / 33），ノーベルファーマ（3 / 403.4），バイエル薬品（4 / 748.3），バイオラックスメディカルデバイス（1 / 115），ビオフェルミン製薬（1 / 15），日立製作所（1 / 25），ファイザー（3 / 733.4），フェリング・ファーマ（1 / 25.4），フォレスト・ワン（1 / 5），富士フイルムメディカル（3 / 571.4），ブリストル・マイヤーズ・スクイブ（6 / 1180），プリズム・メディカル（3 / 101.1），ボストン・サイエンティフィックジャパン（3 / 97.9），マイランEPD（6 / 2414.6），マッシュ（1 / 5.4），ミヤリサン製薬（6 / 665.9），Meiji Seikaファルマ（1 / 309），メディコスヒラタ（1 / 192.5），持田製薬（6 / 1092.2），ヤクルト本社（1 / 16.2），ヤンセンファーマ（6 / 1358.4），ロート製薬（1 / 75.6）

②特別賛助会員

旭化成メディカル（2 / 20），アステラス製薬（3 / 25），EAファーマ（3 / 30），エスアールエル（3 / 15），オリンパス（3 / 21），杏林製薬（3 / 21），協和企画（3 / 30），協和発酵キリン（2 / 20），興和（3 / 18），三和化学研究所（3 / 15），塩野義製薬（1 / 10），ゼリア新薬工業（3 / 18），第一三共（2 / 30），田辺三菱製薬（3 / 30），中外製薬（3 / 18），ツムラ（3 / 30），ニプロ（3 / 30），堀井薬品工業（3 / 18）

③一般寄付金

アイティーアイ（1 / 2.5），秋田県厚生農業協同組合連合会（1 / 30），旭化成ファーマ（3 / 42.5），あすか製薬（3 / 30.5），アステラス製薬（6 / 338.1），アストラゼネカ（5 / 197），アッヴィ（3 / 86），アルフレッサファーマ（3 / 8），EAファーマ（3 / 35.7），一般財団法人愛知医科大学愛恵会（1 / 10），一般財団法人恵仁会（1 / 14），一般財団法人博慈会（1 / 30），一般社団法人磐田市医師会（1 / 10），一般社団法人巨樹の会（1 / 10），一般社団法人竹田市医師会（1 / 24.6），一般社団法人都城市北諸県郡医師会（1 / 20），医療法人英会会（1 / 5），医療法人敬成会（1 / 10），医療法人恵友会（1 / 5），医療法人宏和会（1 / 3），医療法人財団中山会（1 / 1），医療法人慈恵会（1 / 1），医療法人社団医英会（1 / 1），医療法人社団医心会（1 / 3），医療法人社団永優会（1 / 2），医療法人社団健仁会（1 / 2），医療法人社団浩盛会（1 / 1），医療法人社団志幸会（1 / 13），医療法人社団翠明会（1 / 10），医療法人社団成慶会（1 / 5），医療法人社団誠志会（1 / 2），医療法人社団誠聖会（1 / 2），医療法人社団相和会（1 / 5），医療法人社団たかはら会（1 / 1），医療法人社団東山会（1 / 30），医療法人社団博雅会（1 / 2），医療法人社団團会（1 / 10），医療法人社団保健会（1 / 10），医療法人社団悠知会（1 / 15），医療法人樹恵会（1 / 5），医療法人聖生会（1 / 10），医療法人千風会（1 / 3），医療法人鉄蕉会（1 / 10），医療法人篤寿会（1 / 3），医療法人博愛会（1 / 5），医療法人緑水会（1 / 3），医療法人緑耀会（1 / 1），栄研化学（4 / 7），エーザイ（6 / 144.6），エスエス製薬（3 / 2），エヒメ医療器（1 / 4），MSD（4 / 206.9），エルメッドエーザイ（2 / 13.7），大塚製薬（5 / 217.3），大塚製薬工場（3 / 51），大鵬薬品工業（5 / 144.4），カイゲンファーマ（1 / 3），科研製薬（3 / 49.5），神奈川県厚生農業協同組合連合会（1 / 25），北里大学医学部同窓会（1 / 5），キッセイ薬品工業（4 / 35.6），九州大学医学部第一外科同門会（2 / 20），杏林製薬（4 / 84），協和発酵キリン（3 / 122.8），ギリアド・サイエンシズ（2 / 85），グラクソ・スミスクライン（3 / 101.1），クラシエ製薬（3 / 7.6），久留米大学医学部同窓会（1 / 10），小機診療所（1 / 10），公益財団法人栃木県保健衛生事業団（1 / 3），公益財団法人とっとりコンベンションビューロー（1 / 20），興和（3 / 22.3），国家公務員共済組合連合会（1 / 10），佐藤製薬（3 / 6.4），佐野器械（1 / 10），サノフィ（3 / 113.2），沢井製薬（3 / 90.5），三笑堂（1 / 2），参天製薬（3 / 93.9），サンメディカル（1 / 4），サンメディックス（1 / 3），三和化学研究所（3 / 24.7），塩野義製薬（5 / 110.5），四国医療器（1 / 2），四国新薬会（3 / 293.8），社会福祉法人泉和会（1 / 20），社会医療法人中山会（1 / 10），JIMRO（2 / 31.5），ゼリア新薬工業（4 / 53.2），セルジーン（1 / 20），センチュリー・メディカル（1 / 5），第一三共（6 / 364），大正製薬（3 / 32.9），大日本住友製薬（5 / 101.2），大鵬薬品工業（5 / 112），武田薬品工業（5 / 357.7），竹山（1 / 2），田辺三菱製薬（4 / 221.1），筑西市民病院（1 / 10），千葉大学医学部第一内科同門会（1 / 30），中外製薬（4 / 271），土屋小児病院（1 / 30），ツムラ（5 / 105.1），帝人ファーマ（3 / 45.7），テルモ（4 / 27.4），東京女子医科大学消化器病センター同門会（1 / 10），東北医薬品協議会（3 / 234.6），東和薬品（3 / 61.7），トーアエイヨー（3 / 10.9），特定非営利活動法人大分県地域医療の研究を支援する会（1 / 10），獨協医科大学（3 / 100），トップ（1 / 4），富山化学工業（1 / 6），鳥居薬品（4 / 47.7），ナカライテスク（1 / 2），日本アッシュ（1 / 5），日本化薬（3 / 26.6），日本ケミファ（3 / 19.9），日本新薬（3 / 52.6），日本イーライリリー（1 / 10），日本製薬（3 / 12.1），日本臓器製薬（3 / 14.4），日本ベーリンガーインゲルハイム（3 / 117.1），ニプロファーマ（3 / 51.3），ノーベルファーマ（1 / 3），ノバルティスファーマ（1 / 56.8），バイエル薬品（4 / 170），バイオテック・ラボ（1 / 5），浜松医科大学第二外科同門会（1 / 10），ファイザー（4 / 229.8），ファンケル（1 / 10），藤田医院（1 / 1），ふじたクリニック（1 / 5），扶桑薬品工業（3 / 28.7），ブリストル・マイヤーズ・スクイブ（5 / 134.8），防衛医科大学校医師会（1 / 5），ボストン・サイエンティフィックジャパン（2 / 41.4），HOYA（1 / 20），マイランEPD（1 / 20），丸石製薬（3 / 15.2），マルホ（3 / 51.9），源川医科器械（1 / 10），ミノファーゲン製薬（3 / 3.2），村上農園（1 / 70），Meiji Seikaファルマ（3 / 69.7），メディコスヒラタ（2 / 50），持田製薬（5 / 91.6），ヤクルト本社（3 / 18.3），山形県消化器病懇話会（1 / 5），山下医科器械（1 / 2.5），ヤンセンファーマ（2 / 60），ゆち内科胃腸科クリニック（1 / 10），横田医院（1 / 1），吉田製薬（1 / 1），ロート製薬（3 / 2），わかさクリニック（1 / 15），わかもと製薬（3 / 6.2），個人・その他（4 / 88.9）

2）ガイドライン策定に関連して，資金を提供した企業名・団体名

なし

* 企業名・団体名は2020年12月現在の名称とした．数値は「件数 / 金額（単位：万円）」．

慢性膵炎診療ガイドライン 2021（改訂第3版）

2009 年 10 月 25 日　第 1 版第 1 刷発行	編集　一般財団法人日本消化器病学会
2015 年 5 月 5 日　第 2 版第 1 刷発行	理事長　小池和彦
2021 年 11 月 15 日　改訂第 3 版発行	〒105-0004 東京都港区新橋 2-6-2 新橋アイマークビル 6F
	電話　03-6811-2351

発行　株式会社 南 江 堂
　　　発行者　小立健太
　　　〒113-8410 東京都文京区本郷三丁目 42 番 6 号
　　　電話　（出版）03-3811-7236　（営業）03-3811-7239
　　　ホームページ　https://www.nankodo.co.jp/

印刷・製本　日経印刷株式会社

Evidence-based Clinical Practice Guidelines for Chronic Pancreatitis 2021（3rd Edition）
© The Japanese Society of Gastroenterology, 2021